Dr André Denjean
Lucette Serre

Kousmine au quotidien

L'art de vivre sain

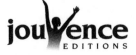

Collection Pratiques Jouvence

Le vinaigre santé, Marie-France Muller, 1999
Médecines douces pour animaux,
Marie-France Muller, 1998
Le chlorure de Magnésium,
Marie-France Muller, 1998
L'argile facile, Marie-France Muller, 1998
Un amour de citron, Régine Durbec, 1998
Kousmine au gré des saisons, Dr Denjean, 1998
Lait de vache : blancheur trompeuse,
Anne Laroche-Walter, 1998
Un amour de chocolat, Régine Durbec, 1997
Cuisine végétarienne rapide, Marie-France Muller, 1997
La pause de 90 secondes, Rolf Herkert, 1996
Maigrir durablement, Désiré Mérien, 1996
Equilibrez votre poids, Désiré Mérien, 1994
La détoxination par paliers, Désiré Mérien, 1994
Les radicaux libres, Paule Daudier, 1994
Renaître par le souffle, Désiré Mérien, 1994
Terrain acidifié, Jacques Fontaine, 1994

Catalogue Jouvence gratuit sur simple demande.

Editions Jouvence
France: BP 7 - 74161 St Julien-en-Genevois cedex
Suisse: Case postale 184, 1233 Bernex/Genève, Suisse
Internet:
http://www.editions-jouvence.fr

Illustration de couverture: J. C. Marol
Maquette & mise en pages: atelier weidmann
© Editions Jouvence, 1994
ISBN 2-88353-070-X

Tous droits de traduction, reproduction et adaptation réservés pour tous pays.

Bibliographie

Association Médicale Kousmine Internationale, *La méthode Kousmine* (Jouvence)

A. Bondil et M. Kaplan, *L'alimentation de la femme enceinte* (R. Laffont)

A. Bondil et M. Kaplan, *Votre alimentation selon l'enseignement du Dr Kousmine* (R. Laffont)

A. Bondil et M. Kaplan, *L'âge d'or de votre corps* (R. Laffont)

P.-G. Besson, A*cide-base, une dynamique vitale* (Trois Fontaines)

P.-G. Besson, *La crème Budwig* (Trois Fontaines)

P.-G. Besson, A. Bondil, A. Denjean et P. Keros, *Les 5 piliers de la santé* (Jouvence)

C. Kousmine, *Soyez bien dans votre assiette jusqu'à 80 ans et plus* (Tchou)

C. Kousmine, *Sauvez votre corps* (R. Laffont)

C. Kousmine, *La sclérose en plaques est guérissable* (Delachaux et Niestlé)

N. Manzi et L. Serre, *L'art de vivre sain* (Azur Montagne Santé)

Revue de l'Association Médicale Kousmine Internationale : AMKI, 40 bis rue Amiral Roussin 21000 Dijon FRANCE

Note de l'auteur

Ce petit fascicule aimerait devenir un outil de travail pour amorcer un chemin vers une meilleure santé. Il ne prétend pas répondre à toutes les questions que l'on peut se poser mais veut faciliter la mise en pratique de la méthode Kousmine, au sortir d'une première consultation chez un médecin «kousminien». Il s'adresse aussi naturellement à tous ceux qui sont en bonne santé et veulent le rester. Car si l'alimentation joue un rôle capital dans la guérison des maladies (comme l'a notamment démontré la Doctoresse Kousmine), il est facilement compréhensible que ce rôle est primordial dans le maintien de la santé et la prévention des maladies.

Le médecin pourra individualiser ses conseils pendant la consulation en soulignant ce qui sera conseillé pour votre alimentation, votre équilibre acido-basique et votre hygiène intestinale.

Les recettes de Lucette Serre sont simples et délicieuses, fruits de l'expérience d'une maison de repos et de revitalisation qui a adopté, dès sa création, les principes de base de la méthode Kousmine.

Une compréhension plus grande de ces principes est développée dans «Les 5 piliers de la santé»*. La motivation nécessaire pour adopter ces 5 piliers ne pourra que naître ou se renforcer après la lecture de «Sauvez votre corps»*. Et si, par conviction, vous voulez aider ce nouveau courant de médecine traditionnelle, l'Association Médicale Kousmine Internationale vous ouvre ses portes...

* Voir bibliographie

Sommaire

Première partie : L'art de vivre sain

Introduction	9
Petit-Déjeuner	10
La crème Budwig	10
Le repas de midi	12
Le goûter	13
Le repas du soir	13
Régler son équilibre acido-basique	14
La mise en repos du système digestif	15
Le lavement intestinal	16
La cure de détoxination et de revitalisation	18
Les compléments	20

Deuxième partie : Des recettes de santé — 21

Temps de cuisson	22
Purée énergie	24
Sauces diverses	25
Menus printemps/été	28
Menus automne/hiver	34
Crudités diverses	40

Plats complets à base de blé — 42

Boulgour et cassoulet	42
Boulgour et fricassée de légumes au tofu	43
Boulgour aux poireaux et tofu	43
Couscous végétarien	44
Escalopes végétales	44
Lasagnes à l'italienne	45
Spaghettis à la sicilienne	46
Spaghettis aux courgettes et tofu	46
Crêpes à la crème de poireaux	47
Crêpes à la ratatouille	47
Pizza aux aubergines	48
Quiche aux courgettes	48
Quiche multicolore	49

Rissoles au pâté végétal	49	**Plats complets à base de riz**	**57**
Saint-Honoré aux champignons	50	Riz aux lentilles	57
Soufflé aux courgettes	51	Paella aux légumes	58
Terrine végétale	51	Paella aux fruits de mer	58
Tian provençal	52	Couronne de riz aux aubergines	59
		Risotto aux petits pois	60
Plats complets à base de maïs	**52**	Supply de riz	60
Polenta au chou-fleur	52		
Polenta à la niçoise	53	**Plats complets à base de sarrasin**	**61**
Polenta aux épinards	53	Pilaf de sarrasin aux lentilles	61
		Sarrasin au chou vert	61
Plats complets à base de millet	**54**	Crêpes de sarrasin	62
Millet aux fenouils et azukis	54	**Légumes**	**63**
Millet à la basquaise	55	Artichauts à la barigoule	63
Millet aux lentilles	55	Artichauts sauce yaourt	63
		Chou rouge aux pruneaux	64
Plats complets à base d'orge	**56**	Choucroute	64
Orge forestière	56	Potée ardéchoise	65
Orge estival	56		
Crème d'orge au potimarron	57		

Clafoutis aux légumes	65	**Poissons**	**75**
Endives au gratin	66	Bouillabaisse de morue	75
Estouffade de pommes et oignons blancs	66	Bourride marseillaise	75
		Brandade de morue	76
Fenouils au roquefort	67	Brochettes de poissons	77
Flan de courgettes	67	Quenelles de poissons	77
Frites diététiques	68	Soufflé de poisson	78
Gratin d'aubergines	68	Truite de mer au fenouil	78
Gratin aux blettes	68	Filets de truite aux amandes	78
Gratin aux courgettes	69		
Gratin aux épinards	69	Daurade aux tomates	79
Gratin parmentier	70	Filets de sole à la normande	79
Gratin de potimarron	70		
Gratin de pommes boulangères	70	**Potages**	**80**
Gratin dauphinois	71	Minestrone	80
Pissaladière	71	Potage au lentilles	80
Purée de pommes et brocolis	72	Potage à l'orge	81
		Potage au sarrasin	81
Pizza aux champignons	72	Potage Saint-Germain	81
Pommes de terre au basilic	72	Soupe auvergnate	82
		Soupe au pistou	82
Quenelles aux épinards	73	Soupe aux pois chiches	83
Ragoût de légumes	73	Velouté aux orties	83
Ragoût printanier	74	Velouté aux oignons	84
Ratatouille niçoise	74		

Velouté de potiron ou potimarron	84	Gâteau de mousseline aux pignons	89

Velouté de potiron ou potimarron — 84

Desserts — 85
Cake aux pruneaux et raisins — 85
Clafoutis aux cerises — 85
Couscous aux raisins — 86
Crème d'orge aux raisins — 86
Crêpes à la crème de figues — 86
Délice aux fruits — 87
Flan à l'ananas — 87
Galette aux céréales — 88
Gâteau au yaourt — 88
Gâteau de millet — 89

Gâteau de mousseline aux pignons — 89
Gâteau de polenta — 90
Génoise aux fruits — 90
Savarin aux pruneaux — 90
Tarte aux pêches — 91

Biscuits secs — 92
Craquelins à la noix de coco — 92
Craquelins aux noisettes — 92
Fourrés aux abricots — 92
Rochers aux amandes — 90
Rochers au sésame — 93
Petits fours aux dattes — 93
Petits fours aux raisins — 94

1re partie: L'art de vivre sain

Nous conseillons à tous nos patients les principes suivants:

1 - Trois repas quotidiens et un goûter en plus pour les enfants, les adolescents et les femmes enceintes.
Le petit déjeuner sera constitué par la crème Budwig, individualisée afin de l'adapter au goût et tolérance de chacun.
Le repas de midi sera aussi individualisé en fonction de la pathologie et des éventuelles intolérances alimentaires.
Le repas du soir se fera selon les mêmes principes que celui de midi mais sera plus léger et sans viande.

2 - Apprendre à se détendre pendant le repas et à bien mastiquer les aliments.

3 - Utiliser autant que possible des produits frais, biologiques et non irradiés. **Une attention particulière sera apportée à la qualité des huiles végétales** qui devront être de première pression à froid, garanties vierges et biologiques. Ces huiles seront conservées au réfrigérateur. Pour les marques d'huile à utiliser, se référer aux constantes vérifications de la Fondation Kousmine.

4 - Respecter des périodes de repos digestif par la pratique de diètes régulières courtes et faciles à réaliser.

5 - Consommer des eaux de source de montagne ou minérales pauvres en nitrates et non chlorées. Ou bien utiliser des eaux de la ville filtrées afin d'éliminer les nitrates et le chlore. Le filtre sera choisi en fonction de la composition de l'eau distribuée.

6 - Ménager une heure de marche-détente en plein air chaque jour ou bien sept heures durant le week-end.

Le petit déjeuner

La crème Budwig sera préparée en mélangeant différents ingrédients crus et frais dans un bol. Le mélange doit comporter cinq catégories d'aliments dans chacune desquelles on choisira un élément préféré ou conseillé.

1) Le fromage ou équivalent: les aliments protéinés et l'huile

- *soit avec laitage*

4 c.à c. de fromage blanc 20 % et 2 c. à c. huile de lin ou tournesol

ou

1/2 yaourt nature et 2 c. à c. huile de lin ou tournesol

ou

1 petit suisse 20 % et 2 c. à c. huile de lin ou tournesol

- *soit sans laitage*

1/2 yaourt de soja et 2 c. à c. huile de lin ou tournesol

ou

3 c. à c. de farine fraîchement moulue de tournesol ou sésame ou lin ou amandes.
A diluer avec un peu d'eau.

2) Les éléments sucrants

2 cuillerées à café de sucre intégral et biologique

ou

1 c. à c. miel et 1 c. à c. pollen

ou

3 c. à c. raisins secs

ou

1/2 banane mûre ou séchée

ou

2 figues sèches

ou

3 pruneaux

3) Les céréales complètes et crues ou germées

2 c. à c. fraîchement et finement moulues, à choisir :
- *avec gluten* - avoine
- orge

- *sans gluten*
    riz complet, sarrazin décortiqué, millet, quinoa

NB : Le blé cru est indigeste de même que le mélange de céréales.

4) Les oléagineux
2 c. à c. crus et biologiques, fraîchement moulus et/ou concassés, au choix (ne pas mélanger) :
    lin, tournesol, sésame, courge, amandes, noix, noisettes, pignons, cajou

5) Les fruits
150 à 200 g de fruits crus de saison, si possible biologiques, ainsi que le jus d'un demi-citron. On procèdera comme suit :
- Bien mélanger le fromage blanc (ou équivalent) et l'huile dans un bol avec une fourchette jusqu'à ce que l'émulsion soit parfaite.
- Ajouter les aliments choisis dans les catégories 2, 3 et 4 ainsi que le jus du demi-citron.
- Compléter la crème obtenue avec les fruits coupés en morceaux.

NB :
- Les fruits séchés pourront être trempés depuis la veille dans un peu d'eau de manière à augmenter leur digestibilité.
- Les céréales pourront être consommées sous forme germées. Pour moudre les céréales, il est conseillé d'utiliser une moulin électrique à cuve métallique.
- Les oléagineux pourront eux aussi être consommés sous forme germés.
- Il est conseillé de varier les fruits en suivant les saisons et les goûts de chacun.
- Le citron est un alcalinisant et non un acidifiant !
- Il est possible de préparer aussi une assiette très décorative sans mélanger les éléments, hormis le fromage et l'huile.
- Il existe de nombreuses variantes possibles. Le médecin naturopathe pourra vous suggérer certaines recettes adaptées aux différentes pathologies

Le repas de midi

Ce repas devrait être équilibré comme suit :

- 25 % de légumes crus de saison additionnés d'une sauce crue faite à partir d'une cuillerée à soupe d'huile vierge biologique et de première pression à froid de tournesol ou d'olive.

- 25 % de légumes cuits à la vapeur douce.

- 25 % de céréales complètes biologiques ou de pommes de terre biologiques (1 à 2 fois par semaine). Les céréales contenant du gluten sont le blé, le pilpil, le boulghour, l'épeautre, l'orge, l'avoine. Les céréales sans gluten sont le riz, le maïs, le millet et le quinoa. Ces céréales sont à consommer sous forme de pain ou de galettes ou de recettes de céréales.

- 25 % d'aliments plus protéinés qu'il est important de ne pas associer entre eux au même repas et que l'on suggère d'alterner chaque jour : viande de volaille, veau, boeuf, porc, agneau, provenant d'élevage naturel et si possible biologique labelisé. *ou* poisson frais ou fruits de mer; *ou* œufs (2) provenant d'élevages biologiques; *ou* légumineuses: pois chiche, lentilles, soja, haricots, tofu; *ou* fromage, en éliminant tout fromage fermenté.

D'une manière générale, il est préférable de peu cuire les protéines animales. La vapeur est un très bon moyen de cuisson.

A la fin du repas, pour ceux qui ne peuvent pas se passer de saveur sucrée, une crème à base de lait de soja ou une tarte aux fruits nature ou une coupe de fruits cuits seront suggérées.

Le goûter

Les enfants, adolescents et femmes enceintes qui le réclament pourraient s'accommoder d'un goûter. Voici plusieurs exemples:
- salade de fruits frais avec un yaourt nature (soja ou lait de vache ou lait de brebis)
- fruits frais avec quelques oléagineux
- fruits séchés avec quelques oléagineux
- pain Essenien avec une cuillerée de miel et/ou 1 c. à café de purée d'amandes

Le repas du soir

Il sera pris le plus tôt possible. Il doit être léger, sans viande, conçu sur les mêmes principes que celui de midi. Si l'appétit manque le matin, c'est que le repas du soir a été trop abondant ou pris trop tard. Les personnes sédentaires ont besoin de deux repas par jour, matin et midi; le complément du soir doit être modeste: fruits et yaourts, ou fruits et oléagineux, ou potage de légumes aux céréales accommodé d'une cuillère à soupe d'huile d'olive crue vierge, biologique, première pression à froid, riche en acides gras poly-insaturés.

Un repas trop copieux le soir peut provoquer des malaises, des ballonnements, des gaz, des difficultés à trouver le sommeil ou un sommeil perturbé de cauchemars. Au réveil: une haleine forte, un enduit beige épais sur la langue, pas d'appétit et le mauvais réflexe est un café qui arrange tout en apparence.

Ces troubles sont très fréquents, chroniquement entretenus et témoins d'un très mauvais fonctionnement digestif par surcharge alimentaire. Ils sont responsables d'un pullulement microbien intestinal. Ils persistent aussi longtemps que les règles ne sont pas respectées. Ils sont un point de départ et une cause des maladies dégénératives.

Régler son équilibre acido-basique

Contrôlez-le d'abord en le mesurant 2 fois par jour pendant 15 jours en fin de matinée (avant le repas par exemple) et en fin d'après-midi (avant le souper par exemple).

Pour cela, il suffit d'uriner sur l'extrémité d'un papier réactif pour pH urinaire (type papier Prolabo étalonné de 4,5 à 7,5 ou type Merk de 5,8 à 7,2 – que l'on se procure en pharmacies). La valeur du pH urinaire sera donnée par la valeur du chiffre correspondant à la couleur obtenue. Le chiffre sera noté sur un tableau pendant deux semaines. Pour finir, on fera la moyenne des chiffres obtenus. Si cette moyenne est inférieure à 7, c'est-à-dire acide, il sera nécessaire, dans les maladies chroniques, de compléter les conseils nutritionnels donnés par une prescription de citrates alcalins (Erbasit, Nimbasit, Rebasit, Mégabase, Kibasit...). On continuera à contrôler le pH urinaire par la suite pour faire des moyennes régulièrement et ainsi adapter la dose de citrates à consommer.

Pour plus d'information:

Dr P. Besson, *Acide base, une dynamique vitale* (Trois Fontaines);

C. Vasey, *L'équilibre acido-basique* (Jouvence);

J. Fontaine, *Terrain acidifié, source des maladies actuelles* (Jouvence).

Respecter régulièrement des périodes de mise en repos du système digestif

Je suggère :
- des diètes de 16 heures une fois par semaine ;
- ou des diètes de 24 heures une fois par semaine ;
- ou des diètes de 36 heures une fois par semaine.

Le nombre de semaines est à déterminer par le médecin. Il sera de trois semaines minimum.

Le contenu de la diète sera :
- jeûne à l'eau
- ou diète liquide : jus de fruit, jus de légume, bouillon, lait de soja
- ou diète semi-solide : potage
- ou diète aux fruits de la saison

Y est associé presque systématiquement une technique de nettoyage intestinal :
- un lavement intestinal de deux litres
- ou une hydrothérapie du colon qui nécessite, elle, une diète minimale de 24 heures.

Pratiquer un lavement intestinal

Le matériel nécessaire à acheter en pharmacie :
- un nécessaire à lavement intestinal de deux litres
- une seringue à gavage de 50 cc
- des fleurs de camomille
- de l'huile de tournesol vierge, biologique et première pression à froid.

Il est important de comprendre que :
- le lavement sera d'autant plus facile qu'il sera fait loin d'un repas; c'est-à-dire le soir au coucher en ayant sauté le repas du soir, ou bien le matin ou dans la matinée en ayant mangé léger la veille au soir.
- la totalité des 2 litres doit pénétrer en une seule fois pour irriguer aussi la partie droite (coecum) du gros intestin.

Se faire un lavement

Préparer 2 litres d'infusion de camomille en procédant ainsi : Faire une infusion concentrée avec 20 têtes de camomille pour un demi-litre d'eau minérale (après ébulliton de l'eau, plonger les 20 têtes de camomille, laisser infuser 10 minutes). Remplir le bock à lavement avec cette infusion et compléter avec de l'eau minérale pour obtenir les 2 litres à une température d'environ 37°.

Placer une alèze en plastique et une serviette sur un lit ou à même le sol.

S'allonger sur le dos, placer la canule vaselinée, ouvrir le robinet et lever le bock pour le remplissage de l'intestin. En cas de spasme, faire de grandes expirations et de petites inspirations, masser le ventre, se tourner vers la droite ou la gauche jusqu'à ce que le spasme cesse pour permettre le remplissage.

Il est nécessaire que les deux litres pénètrent. Si le lavement devait être évacué avant que la quantité totale ait pénétré, on devra alors recommencer avec un deuxième bock plein après l'évacuation de la première partie.

Lorsque le temps de remplissage est terminé, le lavement sera évacué naturellement, à son rythme, sans vouloir le garder plus longtemps. Cette évacuation se fait en plusieurs vagues et dure à peu près quinze minutes.

Après l'évacuation totale, faire l'instillation d'huile.

La seringue d'huile sera préparée avant de commencer le lavement de la façon suivante : Aspirer à l'aide de la seringue la valeur de 4 cuillerées à soupe d'huile de tournesol vierge. Chasser les bulles d'air. Placer la seringue dans le lavabo dans un bain d'eau tiède, afin de réchauffer l'huile à une température de 30 à 37°. L'huile se réchauffe ainsi pendant la pratique du lavement.

Lorsque le lavement est complètement évacué, adapter la canule rectale sur l'embout de la seringue et injecter lentement l'huile. Rester allongé pendant 20 minutes. L'huile sera absorbée comme un suppositoire liquide. Une partie de cette huile sera rejetée à la selle suivante.

Pour plus d'informations

AMKI, *La méthode Kousmine* (Jouvence), notamment le chapitre sur l'hygiène intestinale du Dr P. Besson.

Dr G. Monnier, *L'hygiène intestinale* (Trois Fontaines)

Cure de détoxination et de revitalisation

Première période:
2, 3, 4, 5, 6 ou 7 jours
L'alimentation se fera à base de fruits frais et crus et petites quantités, de jus de fruits fraîchement pressés, en plusieurs petits repas (de quatre à cinq). Chaque bouchée sera longuement mastiquée. Chaque soir, un lavement intestinal sera pratiqué et suivi d'une instillation d'huile riche en vitamine F.

Deuxième période:
2, 3, 4, 5, 6 ou 7 jours
Trois repas seront répartis dans la journée. Ils seront composés d'aliments crus uniquement : fruits frais, jus de fruits, fruits séchés, graines oléagineuses, céréales moulues et crues, miel, pollen, jaune d'oeuf cru, fromage blanc maison, yaourt maison au lait cru demi-écrémé, lait cru, huiles vierges, légumes crus.
Voici une base de menu quotidien :
- Petit-déjeuner : crème Budwig et 150 g de fruits
- Déjeuner: légumes crus additionnés d'huile et d'une cuillère à café de céréales moulues et crues, fromage blanc maison ou 2 jaunes d'œuf crus
- Dîner: 2 cuillères à café à pollen, 2 cuillères à café de miel, quelques noix;
  ou un fruit + un yaourt et une cuillère à café d'huile;
  ou un fruit et quelques oléagineux.

Un lavement intestinal sera pratiqué au moins deux fois par semaine.

Troisième période :
2, 3, 4, 5, 6 ou 7 jours
On ajoutera une fois par jour des céréales cuites et des légumes cuits. De plus, un lavement intestinal sera pratiqué au moins deux fois par semaine.

Les deux mois suivants, on conseillera un régime sans viande auquel feront suite les règles de base précises.

Dès lors, il sera bon d'entretenir l'effort de détoxination de l'organisme par une diète hebdomadaire de 24 ou 36 heures, jusqu'au retour à un état de santé plus favorable. Cette diète sera plus efficace et facile si on y associe un lavement intestinal.

Pour en savoir plus sur les cures, vous référer notamment à :
C. Vasey, *Les cures de santé, l'exemple de la cure de raisin* (Jouvence)
R. Durbec, *Les cures des quatre saisons* (Jouvence)
D. Mérien, *La détoxination par paliers* (Jouvence)

Les compléments en vitamines et oligoéléments

Votre médecin associera presque systématiquement à ses conseils une prescription à base de vitamines et/ou oligoéléments.

L'interrogatoire alimentaire et l'examen lui auront permis de détecter certaines carences et des compléments vitaminiques, minéraux ou enzymatiques seront très souvent indispensables pour rétablir l'équilibre.

Le médecin utilisera différents types d'associations orthomoléculaires disponibles.

D'une manière générale le médecin prescrira des complexes de vitamines et/ou d'oligoéléments. Les complexes seront très dosés, moyennement dosés ou microdosés. Il sera donné une préférence aux nutriments provenant des produits alimentaires ét pas aux nutriments de synthèse.

Parfois, et surtout lorsqu'il sera détecté des signes hépatiques, un complexe de vitamines et d'acides aminés sera proposé par voie intraveineuse pour de longues périodes lorsqu'il s'agira de maladies chroniques dégénératives.

Deuxième partie: Des recettes de santé

Voici des recettes simples et délicieuses qui vous permettent d'appliquer sans difficulté la méthode Kousmine au quotidien et d'aider ainsi la prévention et la guérison des maladies en maintenant le capital santé de votre famille.

Temps de cuisson à la vapeur

*Ne pas trop faire cuire le légume,
il doit rester ferme sous la dent.*

Artichauts	25mn
Asperges	25mn
Endives	15mn
Epinards	2mn
Carottes en bâtonnets	10mn
Céleri rave en tranches	10mn
Courgettes coupées en deux	10mn
Champignons émincés	15mn
Chou vert coupé en tranches	15mn
Chou-fleur en bouquets et brocolis	20mn
Côtes de blettes	20 mn
feuilles vertes	5mn
Fenouils émincés	20mn
Haricots verts	25mn
Navets entiers	25mn
Navets émincés	10mn
Petits pois	15mn
Poivrons entiers	10mn
Poivrons émincés	5mn
Pommes de terre entières	20mn
Pommes de terre en rondelles	10mn
Poireaux entiers	15mn
Poireaux émincés	7mn

Potimarron ou potiron (coupé)	10mn
Œuf coque	5mn

Légumineuses
Lentilles, pois chiches, haricots
(trempés la veille) . . . . [vapeur] 30mn

Céréales
Boulgour (2 volumes d'eau) 15mn
Couscous (mouiller le grain 2 fois) . . . . [vapeur] 15mn
Quinoa (2 volumes d'eau) 20mn
Millet (2 volumes d'eau) 20mn
Orge (3 volumes d'eau), trempé la veille 45mn
Epeautre (3 volumes d'eau), trempé la veille 45mn
Maïs (2 volumes d'eau) 20mn
Riz complet (2 volumes d'eau) 30mn
Sarrasin (trempé 2 heures) . . . . [vapeur] 20mn

Fruits
Pêches, nectarines, poires . . . . [vapeur] 5mn
Bananes (sans la peau) . . . . [vapeur] 5mn
Pommes . . . . [vapeur] 7mn
Châtaignes . . . . [vapeur] 30mn

Purée énergie

Très riche en vitamines, minéraux et oligo-éléments. **Véritable reconstituant pour les malades.** *Les bien portants peuvent en consommer de temps en temps pour maintenir leur forme.*

Ingrédients (4 personnes)

1/2 avocat
10 rondelles de concombre
1 carotte coupée en dés
1 rondelle de poivron rouge ou vert
1 gousse d'ail
2 c. à s. graines germées (blé, lentilles, fenugrec ou soja)
1 pincée d'algues (Dulce ou Aramé) réhydratées
persil, ciboulette, basilic
1 c. à s. huile de tournesol ou d'olive
1 jus de citron

Mettre tous ces ingrédients dans un bol mixeur. Ajouter 1/2 verre d'eau salée. Bien mixer pour obtenir une purée. Accompagne très bien les crudités.

Graines germées (d'une richesse sans précédent): Si vous n'avez pas de germoir, tremper les graines dans un bol d'eau toute la nuit. Le lendemain les égoutter dans une passoire et les recouvrir d'une assiette. Les arroser matin et soir jusqu'à germination. Les laisser dans un endroit tempéré, une fois germées les mettre au réfrigérateur. Les utiliser rapidement. Une cuillère à soupe sur vos crudités quotidiennement.

A germer: *blé, orge, soja vert, lentilles, fenugrec, alfalfa*, etc.

Sauces

Sauce à la crème de sésame
1 c. à c. sésame (tahin)
1/2 jus de citron
1 c. à c. tamari
1 verre d'huile de tournesol
On peut ajouter persil, ciboulette

Sauce verte
6 c. à s. fromage blanc battu à 0% ou 20%
2 gousses d'ail écrasées
1/2 jus de citron
fines herbes (cerfeuil, persil, ciboulette, basilic)
4 c. à s. huile d'olive
sel

Sauce à l'avocat
1/2 avocat
1 gousse d'ail
1/2 jus de citron
persil, sel
1 verre d'huile de tournesol
Bien mixer le tout

Sauce au basilic (pistou)
3 tomates fraîches pelées
2 c. à s. basilic
2 gousses d'ail
3 c. à s. huile d'olive
Bien mixer le tout et ajouter le sel

Sauce aux anchois
1 yaourt de soja
1 c. à c. crème d'anchois
1 gousse d'ail écrasée
4 c. à s. huile de tournesol
persil, ciboulette

Sauce au yaourt
1 yaourt de soja ou autre
4 c. à s. huile de tournesol ou d'olive
1 c. à c. tamari
1/2 jus de citron
1 c. à c. paprika

Sauce tomate
5 ou 6 tomates pelées
1 gros oignon
ail
persil
1 feuille de laurier
thym
Faire cuire 20mn et mixer pour obtenir un velouté, saler

Mayonnaise sans œuf
1 c. à s. purée d'amandes
1/2 jus de citron
1 verre d'huile de tournesol
sel

Mayonnaise avec jaune d'œuf
1 jaune d'œuf
1 yaourt de soja
1 gousse d'ail
1 verre d'huile de tournesol

Mayonnaise à la purée d'amandes
1 c. à s. purée d'amandes
1 c. à s. levure alimentaire
un peu d'eau
1/2 verre d'huile de tournesol
1/2 jus de citron
sel
ail ou échalote
persil
ciboulette

Mousse aux poireaux
(excellent pour fourrer les crêpes)
5 poireaux
200g fromage blanc à 20%
3 c. à s. huile d'olive
sel
Emincer les poireaux, les cuire à la vapeur 5mn. Dans le bol mixeur, mettre le fromage, les poireaux, l'huile et le sel.
Bien mixer pour obtenir une mousse onctueuse. (Peut se faire aux épinards ou au cresson).

Mousse aux poivrons

3 poivrons rouges
200g fromage blanc à 20%
3 c. à s. huile d'olive
sel

Emincer les poivrons, les cuire à la vapeur 5mn. Mixer avec le fromage, l'huile et le sel. Accompagne très bien les pommes de terre vapeur et les poissons.

Caviar végétal

(pour toasts)
100g noix moulues grossièrement
70g olives noires dénoyautées et hachées grossièrement

Mélanger les olives et les noix. Ajouter l'ail et les échalotes finement hachées.
(On peut ajouter un peu de noisettes grillées hachées).

Menus printemps / été

MIDI **SOIR**

Lundi

1) Crudités variées
2) Boulgour et fricassée de légumes
3) Pêches à la vapeur

1) Crudités variées
2) Clafoutis aux légumes
3) Pommes vapeur

Mardi

1) Crudités variées
2) Quiche aux courgettes Carottes persillées
3) Pain d'épices

1) Crudités variées
2) Gratin dauphinois
3) Compote de poires

Mercredi

1) Crudités variées
2) Polenta à la niçoise
3) Compote de pommes

1) Crudités variées
2) Gratin de blettes
3) Crème de soja

Jeudi

1) Crudités variées
2) Millet aux lentilles
3) Nectarine vapeur

Repas de fruits
(frais et secs)

Vendredi

1) Crudités variées
2) Crème d'orge
   au potimarron
3) Pommes au four

1) Crudités variées
2) Pizza aux
   champignons
3) Poires vapeur

Samedi

1) Crudités variées
2) Lasagnes à l'italienne
   Petits pois à la menthe
3) Mousse de pêches

1) Crudités variées
2) Quenelles aux
   épinards
3) Rochers au sésame

Dimanche

1) Crudités variées
2) Paella aux fruits de mer
3) Tarte aux pêches

Repas de fruits
(frais et secs)

MIDI	SOIR

Lundi

1) Crudités variées	1) Crudités variées
2) Escalopes végétales et légumes	2) Endives au gratin
3) Pommes à la cannelle	3) Noisettes

Mardi

1) Crudités variées	1) Crudités variées
2) Pizza aux aubergines Haricots verts vapeur	2) Fenouils au tofu
3) Poires vapeur	3) Pommes vapeur

Mercredi

1) Crudités variées	1) Crudités variées
2) Polenta au chou-fleur Poisson vapeur	2) Flan aux courgettes
3) Figues sèches et noix	3) Nectarines vapeur

Jeudi

1) Crudités variées	Repas de fruits (frais et secs)
2) Riz aux lentilles	
3) Mousse de pêches	

Vendredi

1) Crudités variées
2) Sarrasin au chou vert
3) Pain d'épices

1) Crudités variées
2) Gratin d'aubergines
3) Poires vapeur

Samedi

1) Crudités variées
2) Tian provençal
3) Fourrés aux abricots

1) Crudités variées
2) Gratin parmentier
3) Crème de soja

Dimanche

1) Crudités variées
2) Filets de truite
   aux amandes
   Pommes de terre
   en papillotes
3) Savarin aux pruneaux

Repas de fruits
(frais et secs)

MIDI	**SOIR**

Lundi

1) Crudités variées	1) Crudités variées
2) Millet à la basquaise	2) Purée pommes-brocolis
3) Petits fours aux dattes	3) Fromage blanc

Mardi

1) Crudités variées	1) Crudités variées
2) Soufflé aux courgettes Carottes persillées	2) Pommes de terre au basilic
3) Craquelins à la noix de coco	3) Compote de pommes

Mercredi

1) Crudités variées	1) Crudités variées
2) Quiche multicolore Haricots verts vapeur	2) Chou rouge aux pruneaux
3) Nectarines vapeur	3) Craquelins aux noisettes

Jeudi

1) Crudités variées	Repas de fruits
2) Polenta aux épinards	(frais et secs)
3) Compote de pommes	

Vendredi

1) Crudités variées
2) Paella aux légumes
3) Dattes

1) Crudités
2) Artichauts barigoule
3) Fromage de chèvre

Samedi

1) Crudités variées
2) Pilaf de sarrasin aux lentilles
3) Poires vapeur

1) Crudités variées
2) Pizza aux aubergines
3) Crème de soja

Dimanche

1) Crudités variées
2) Bouillabaisse de morue
3) Gâteau au yaourt

Repas de fruits
(frais et secs)

Menus automne/hiver

MIDI **SOIR**

Lundi

1) Crudités variées
2) Boulgour et cassoulet
3) Bananes vapeur

1) Salade verte
2) Velouté de potimarron
3) Pommes de terre au basilic
4) Crème de soja

Mardi

1) Crudités variées
2) Spaghettis à la sicilienne
3) Pommes à la cannelle

1) Salade verte
2) Potage aux pois chiches
3) Chou-fleur persillé
4) Pain d'épices

Mercredi

1) Crudités variées
2) Millet aux fenouils et azukis
3) Poires vapeur

1) Salade verte
2) Potage aux blettes et orge
3) Endives vapeur braisées
4) Biscuits au sésame

Jeudi

1) Crudités variées
2) Couronne de riz aux aubergines
3) Délice aux fruits

1) Salade verte
2) Potage au cresson
3) Crêpes fourrées aux poireaux
4) Compote de pommes-pruneaux

Vendredi

1) Crudités variées
2) Crème d'orge au potimarron
3) Flan à l'ananas

1) Salade verte
2) Velouté aux pois cassés
3) Brocolis vapeur
4) Noix

Samedi

1) Crudités variées
2) Polenta à la niçoise
3) Pain d'épices

1) Salade verte
2) Potage poireaux-riz
3) Crêpes de légumes
4) Pruneaux vapeur

Dimanche

1) Crudités variées
2) Daurade aux tomates
3) Gâteau mousseline aux figues

Repas de fruits (frais et secs)

| **MIDI** | **SOIR** |

Lundi

1) Crudités variées	1) Salade verte
2) Spaghettis aux courgettes et tofu	2) Potage aux épinards
3) Pommes au four	3) Choux de Bruxelles vapeur
	4) Fromage blanc

Mardi

1) Crudités variées	1) Salade verte
2) Couscous végétarien	2) Velouté aux champignons
3) Craquelins aux noisettes	3) Crêpes de sarrasin
	4) Crème de pruneaux

Mercredi

1) Crudités variées	1) Salade verte
2) Orge forestière Poireaux vapeur	2) Potage de légumes
3) Dattes	3) Pommes boulangères
	4) Bananes vapeur

Jeudi

1) Crudités variées
2) Supply de riz et
   légumes vapeur
3) Poires vapeur

1) Salade verte
2) Velouté aux poireaux
3) Pizza au fromage
4) Figues au jus

Vendredi

1) Crudités variées
2) Saint-honoré
   aux champignons
   Haricots verts vapeur
3) Compote de pommes
   à la cannelle

1) Salade verte
2) Velouté aux céleri

3) Chou farci
4) Poires vapeur

Samedi

1) Crudités variées
2) Crêpes à la ratatouille
3) Biscuits au sésame

1) Salade verte
2) Potage au sarrasin
3) Fenouils à l'étouffée
4) Dattes

Dimanche

1) Crudités variées
2) Truite de mer au fenouil
   Pommes de terre vapeur
3) Tarte aux poires

Repas de fruits
(frais et secs)

MIDI	**SOIR**

Lundi

1) Crudités variées	1) Salade verte
2) Boulgour aux poireaux et tofu	2) Velouté de potimarron
	3) Crêpes au fromage
3) Dattes	4) Compote de pommes

Mardi

1) Crudités variées	1) Salade verte
2) Millet aux lentilles	2) Potage de légumes
3) Poires vapeur	3) Dauphinois
	4) Bananes vapeur

Mercredi

1) Crudités variées	1) Salade verte
2) Paella aux légumes	2) Minestrone
3) Fromage de chèvre	3) Fenouils vapeur et tofu
	4) Noix et figues

Jeudi

1) Crudités variées	1) Salade verte
2) Polenta aux épinards	2) Potage aux pois chiches
3) Figues et noix	3) Chou-fleur vapeur
	4) Délice aux poires

Vendredi

1) Crudités variées
2) Escalopes végétales
   Potimarron vapeur
3) Compote de pommes

1) Salade verte
2) Soupe à l'oignon
3) Céleri-rave vapeur
4) Crème d'orge aux raisins

Samedi

1) Crudités variées
2) Lasagnes à l'italienne
   Chou à la vapeur
3) Pain d'épices

1) Salade verte
2) Velouté d'orties
3) Gratin de potimarro
4) Noisettes

Dimanche

1) Crudités variées
2) Filets de sole
   à la normande
   Endives braisées
3) Génoise aux fruits

Repas de fruits
(frais et secs)

Crudités

Quelques idées pour vous aider à composer votre assiette. (Ne pas oublier les graines germées et la levure alimentaire, également les algues rehydratées).

Salade verte
Betterave crue râpée
Quartiers de pommes
Fenouils émincés
Cerneaux de noix
Persil

ou

Salade verte
Carottes râpées
Radis noirs émincés
Tronçons de céleri
Quartiers de tomates
Persil, ciboulette

ou

Salade verte
Mélanger navets râpés et pommes râpées
Graines de tournesol
Raisins secs hydratés
Basilic

ou

Salade verte
Choucroute crue
Epinards en branches
Carottes émincées
Persil

ou

Salade verte
Avocat en tranches
Pamplemousse (morceaux)
Kiwi en rondelles
Crevettes roses
Persil

ou

Salade verte
Céleri rave râpé
Concombres émincés
Radis roses
Sauce au yaourt
Persil

ou

Salade verte
Chou rouge râpé
Chou blanc râpé
Pommes émincées
Pignons
Ciboulette

ou

Pissenlits
Croûtons à l'ail
Dés de comté
Graines de tournesol
Persil

ou

Salade verte
Radis noirs râpés
Fenouils émincés
Carottes en rondelles
Noisettes hachées
Persil

ou
Fanes de navets
Oignons blancs
Concombres émincés
Bâtonnets de betterave
Cerneaux de noix
Persil

ou
Endives
Pommes en dés
Cubes de comté
Raisins secs hydratés
Noix
Persil

ou
Salade verte
Courgettes râpées
Carottes émincées
Avocat en tranches
Dés de citron
Basilic
Persil

ou
Salade verte
Tomates en tranches
Poivrons verts
Oignons blancs
Olives noires
Radis roses
Basilic

ou
Salade verte
Choucroute crue
Betterave en bâtonnets
Noix
Persil

ou
Salade verte
Carottes râpées et algues
Concombres
Pommes en dés
Ciboulette

ou
Salade verte
1/2 avocat
3 crevettes roses
Dés de pamplemousse
Persil

ou
Salade verte
Chou blanc râpé
Dés d'orange
Raisins secs hydratés
Graines de sésame grillées
Persil

ou
Salade verte
Concombres en dés
Pamplemousse en dés
Crevettes roses
Tomates en quartiers
Basilic
Persil

Plats complets
(céréales - légumes - protéines)

BLÉ : céréale reminéralisante, riche en fibres cellulosiques, tonifiante et revitalisante.

Boulgour et cassoulet *(6 pers.)*

300g boulgour
1 cube végétal
1kg haricots à égrener ou secs
6 carottes
2 gros oignons
4 côtes céleri
2 tomates bien mûres
2 verres d'eau salée
herbes de Provence
2 feuilles de laurier

1) Ecosser les haricots s'ils sont frais. S'ils sont secs les faire tremper la veille.
2) Cuire les haricots 20mn à la vapeur.
3) Cuire à l'étouffée les oignons émincés, les carottes en bâtonnets, le céleri, 10mn.
4) Ajouter les haricots, les tomates concassées, les herbes, le laurier, l'eau et cuire encore 15mn.
5) D'autre part cuire le boulgour dans 2 fois son volume d'eau en ajoutant le cube végétal durant 15mn.
Laisser gonfler.
6) Présenter votre cassoulet entouré de boulgour.

Boulgour et fricassée de légumes au tofu (6 pers.)

300g boulgour
2 poivrons rouges
2 gros oignons
1 aubergine
2 courgettes
2 tomates
Herbes de Provence
ail, persil
2 tofu coupés en cubes
2 c. à s. huile d'olive
1 cube végétal

1) Cuire à l'étouffée les oignons émincés, les poivrons coupés en dés, l'aubergine et les courgettes coupées également en gros dés, 10mn.
2) Ajouter les tomates concassées, l'ail, le persil, les herbes, les cubes de tofu. Cuire encore 5mn.
3) Cuire le boulgour avec le cube végétal 10mn et laisser gonfler. Saler hors du feu.
4) Présenter le boulgour entouré de la fricassée.

Boulgour aux poireaux et tofu (6 pers.)

300g boulgour
6 poireaux
2 gros oignons
1 pincée de carvi
Herbes de Provence
2 tofu coupés en cubes

1) Emincer les oignons, les cuire à l'étouffée 10mn. Ajouter le carvi, les herbes, le tofu, le boulgour. Couvrir avec 2 fois le volume d'eau et cuire 15mn. Laisser gonfler, saler.
2) Cuire à la vapeur les poireaux émincés, 7mn.
3) Servir le boulgour entouré des poireaux.

Couscous végétarien (6 pers.)
(Se fait tout à la vapeur)

300g de couscous complet
2 courgettes
1 tranche de potiron
2 gros oignons, 3 poireaux
5 carottes, 2 côtes céleri
1 poivron rouge
3 navets, 2 tomates
1 bol de pois chiche
Paprika, cumin, 4 épices
3 c. à s. huile d'olive
1 tasse raisins secs

1) Tremper la veille les pois chiche (eau et 1 c. à c. bicarbonate de soude)
2) Eplucher tous les légumes, les couper en gros dés.
3) Mouiller les graines de couscous 2 fois, bien les détacher.
4) Commencer par cuire à la vapeur les pois chiche, 15 mn. Ajouter ensuite sur ceux-ci tous les légumes coupés, le couscous et les raisins secs. Couvrir et laisser cuire à nouveau 15mn.
5) Verser le tout dans un grand saladier, arroser avec l'huile d'olive, ajouter les épices, saler. Bien mélanger.
6) Durant la cuisson, vous aurez préparé un bouillon avec 1/2 l d'eau et un cube végétal, quelques morceaux de comté que l'on fait fondre. Servir ce bouillon avec le couscous. Si vous l'aimez relevé, ajouter 1 c. à c. de purée de piments.

Escalopes végétales (6 pers.)

2 œufs
1 courgette, 1 carotte
1 oignon, 4 champignons
1 bol de céréale moulue
    (épeautre)
ail, persil
Herbes de Provence, Basilic

1) Humecter la céréale moulue, faire un pâton, laisser reposer 10mn.
2) Battre les œufs, ajouter tous les légumes hachés, la céréale, les aromates. Bien amalgamer, saler.
3) Cuire dans une poêle en fonte légèrement huilée, former votre escalope
(1 c. à s. de pâte suffit pour faire une petite escalope).
Dorer des 2 côtés.
Servir avec des tomates à la provençale ou un assortiment de légumes cuits à la vapeur.

Lasagnes à l'italienne (6 pers.)

1 paquet de lasagnes
5 tomates bien mûres
2 oignons
200g champignons de Paris
100g comté râpé
Thym, laurier
ail, persil, basilic
2 c. à s. huile d'olive

1) Préparer la sauce tomate: concasser les tomates, les faire cuire avec oignons émincés, les champignons, le thym et le laurier. Cuire à petit feu 20mn. Ajouter l'ail, le persil, le basilic, le sel et l'huile d'olive. Mixer le tout.
2) Faire cuire les lasagnes dans beaucoup d'eau salée et 1 filet d'huile pour éviter qu'elles ne se collent les unes aux autres.
3) Dans un plat à gratin, mettre une couche de lasagnes, une couche de sauce tomate, plus le fromage râpé et ainsi de suite. Mettre au four 20mn.
Servir accompagné de légumes à la vapeur.

Spaghettis à la sicilienne (6 pers.)

400g spaghettis complets
2 oignons
1 poivron rouge
2 aubergines
3 tomates
4 filets d'anchois
2 c. à s. câpres
ail, persil, ciboulette
100 g parmesan râpé

1) Cuire à l'étouffée les oignons et les poivrons coupés en dés, 10mn.
2) Ajouter les aubergines coupées également en gros dés, cuire encore 5mn. Verser au-dessus les tomates concassées, les anchois, les câpres, les herbes. Mijoter encore 10mn.
3) Verser cette préparation sur les spaghettis cuits, bien mélanger. Parsemer de râpé.

Spaghettis aux courgettes et tofu (6 pers.)

400g spaghettis complets
2 oignons
3 courgettes
200g tofu nature
1 bouquet basilic
2 gousses d'ail
1 verre de lait de soja
2 c. à s. huile d'olive

1) Cuire à l'étouffée les oignons émincés et les courgettes coupées en gros dés, 10mn.
2) Mixer le tofu avec le lait, le basilic, l'ail, le sel et l'huile pour obtenir une crème. Faire tiédir au bain-marie.
3) Verser sur les spaghettis cuits, les légumes et la crème, bien mélanger.

Crêpes à la crème de poireaux (6 pers.)

Pour la pâte à crêpes:
100g farine bise
2 œufs entiers
1/2 l lait de soja
1 c. à s. huile d'olive, sel

Garniture:
6 poireaux
200g fromage blanc à 20%
1 c. à c. muscade
1 c. à c. huile d'olive

1) Préparer la pâte à crêpes. Laisser reposer 1h.
2) Préparer la crème de poireaux: cuire les poireaux émincés 5mn à la vapeur, les mettre ensuite dans un bol mixeur avec le fromage, la muscade, le sel et l'huile d'olive, bien mixer pour obtenir une crème légère.
3) Faire cuire les crêpes et les garnir avec la crème, maintenir à four tiède.

Crêpes à la ratatouille (6 pers.)

Pâte à crêpes comme ci-dessus.
Ratatouille niçoise:
1 aubergine
2 courgettes
1 poivron rouge
2 oignons
4 tomates bien mûres
ail, persil, basilic
6 olives noires
1 tofu nature

1) Préparer la pâte à crêpes. Laisser reposer 1h.
2) Cuire à l'étouffée les oignons émincés, le poivron, l'aubergine, les courgettes coupées en dés, 10mn. Ajouter ensuite les tomates concassées, les olives, l'ail, le persil, le basilic, le tofu en cubes. Laisser encore mijoter 10mn.
3) Cuire les crêpes et les fourrer de ratatouille., maintenir à four tiède.

Pizza aux aubergines (6 pers.)

Pour la pâte:
*200g farine bise
4 c. à s. huile d'olive
1/2 verre d'eau*

Garniture:
*2 aubergines
4 tomates
100g comté râpé ou tofu
10 olives noires
Herbes de Provence
1 c. à s. huile d'olive*

1) Préparer la pâte et l'étaler dans un plat à tarte. La faire cuire 10mn à four moyen.
2) Garnir avec des tranches fines d'aubergines et de tomates. Parsemer d'herbes de Provence. Saler, ajouter le râpé et les olives.
3) Enfourner encore 20 à 25mn.
Accompagner de haricots verts vapeur.

Quiche aux courgettes (6 pers.)

Pour la pâte:
*200g farine bise
4 c. à s. huile d'olive
1/2 verre d'eau salée*

Garniture:
*2 courgettes
3 œufs entiers
1 verre lait de soja
50g comté râpé
muscade*

1) Préparer la pâte, la cuire 15mn à four moyen.
2) La recouvrir de rondelles de courgettes ou si vous préférez râpez-les. Parsemer de fromage râpé et verser les œufs que vous aurez battus avec le lait et la muscade.
3) Enfourner 25mn à four moyen.
Accompagner de légumes vapeur. (Peut se faire avec des poireaux émincés)

Quiche multicolore (6 pers.)

Même pâte que ci-dessus.
Garniture:
1 aubergine
1 courgette
1 poivron vert, 1 oignon
4 tomates
3 œufs, 1 verre lait de soja
50g comté râpé
Herbes de Provence

1) Préparer la pâte, l'étaler et la cuire 15mn.
2) Garnir avec les aubergines, les courgettes coupées en rondelles, le poivron coupé en lamelles, l'oignon émincé, les tomates en fines rondelles et parsemer d'aromates et de râpé.
3) Battre les œufs avec le lait, saler et verser sur les légumes.
4) Enfourner 25mn à four moyen.
Accompagner de haricots verts vapeur.

Rissoles au pâté végétal (6 pers.)

Même pâte que ci-dessus
Pâté végétal: voir page 51.
1) Préparer la pâte.
2) L'étaler le plus finement possible. Avec un bol faire des cercles, que vous farcissez de pâté végétal (1 c. à c.). Souder en demi-cercles en ayant soin de mouiller l'un des bords de la pâte, écraser le bord avec une fourchette.
3) Dorer au jaune d'œuf et enfourner 25mn à four moyen. Servir avec des légumes vapeur.

Saint-Honoré aux champignons *(6 pers.)*

300g champignons
1 gros oignon
2 c. à s. farine blanche bio
1/4 l lait de soja
muscade, fromage râpé
Pâte brisée comme pour la quiche
Pâte à choux:
1/4 l eau salée
1 c. à c. huile
100g farine blanche

1) Faire chauffer tout d'abord l'eau, lorsqu'elle bout, verser en une seule fois les 100g de farine, bien remuer, lorsque la pâte se détache en boule, sortir du feu.
2) Laisser tiédir et ajouter un par un, deux œufs entiers et 100g de fromage râpé (comté).
3) D'autre part faire fondre à petit feu les champignons et les oignons avec très peu d'huile d'olive, ensuite ajouter la farine et le lait pour lier le tout, la muscade et saler en fin de cuisson.
4) Etaler la pâte brisée dans votre moule à tarte, et tout autour former avec la pâte à choux, des petites boules (1 c. à c.), enfourner à four moyen durant 25 à 30mn.
5) Garnir avec les champignons et les oignons préalablement cuits. Saupoudrer de fromage râpé et laisser quelques minutes au four avant de servir. Accompagner de légumes vapeur.

Soufflé aux courgettes (6 pers.)

3 courgettes
4 œufs
4 c. à s. farine
1/2 l lait de soja
muscade
50g comté râpé

1) Râper les courgettes avec leur peau, les mettre dans une sauteuse avec 1 c. à s. d'huile d'olive, leur faire rendre leur eau quelques minutes.
2) Ajouter ensuite la farine et le lait, bien lier, puis le râpé et la muscade. Laisser refroidir.
3) Ajouter les jaunes d'œufs et les blancs battus en neige, remuer très délicatement.
4) Mettre dans un plat à soufflé huilé et enfourner 30mn à four moyen. Servir aussitôt.

Terrine végétale (6 pers.)

200g champignons
200g oignons
200g biscottes complètes
100g levure alimentaire
5 c. à s. huile d'olive
Thym, ail, persil, basilic

1) Faire cuire à la vapeur les champignons émincés et les oignons également émincés. Briser les biscottes et les mouiller avec un bol de bouillon ou d'eau et tamari, y ajouter les champignons et les oignons, les aromates, la levure alimentaire, bien mélanger le tout et mixer pour obtenir un mélange fin.
2) Ajouter les aromates et le sel. Se prépare la veille et se met au réfrigérateur.
C'est avec cette préparation que vous farcirez les rissoles. Si vous voulez la consistance d'un pâté, mettre au four 45mn à 1h.

Tian provençal

(6 pers.)

1kg épinards
1 bol de riz complet (200g)
1kg potiron ou potimarron
2 gros oignons
Thym, laurier
100g comté râpé

1) Faire cuire à la vapeur les épinards (2mn seulement), les hacher très fin.
2) Faire cuire le riz durant 45mn avec le thym et le laurier, et laisser gonfler encore 10mn.
3) Couper le potiron en morceaux et le faire cuire à l'étouffée (ou à la vapeur) avec les oignons émincés, ensuite le réduire en purée, saler.
4) Dans votre plat à gratin: mettre une couche de potiron, une couche de riz, une couche d'épinards, entre chaque couche parsemez du comté râpé. Passer au four 20mn.

MAÏS : *céréale pauvre en protéines et peu équilibrée en acides aminés. Cuisson dans 2 fois son volume d'eau durant 20mn.*

Polenta au chou-fleur *(6 pers.)*

300g semoule de maïs
1 chou-fleur
2 c. à s. raisins secs
1 oignon
1 c. à s. pignons
2 anchois

1) Faire gonfler les raisins dans un peu d'eau tiède.
2) Détacher le chou-fleur en bouquets, le cuire 20mn vapeur.
3) Cuire à l'étouffée l'oignon émincé avec les pignons, ajouter ensuite les anchois que l'on écrase. Ajouter les bouquets de chou-fleur cuits et

laisser mijoter 5mn. Verser les raisins dans la préparation, bien mélanger.
4) Cuire la polenta et la recouvrir de la préparation ci-dessus.
5) Accompagner de poisson à la vapeur.

Polenta à la niçoise (6 pers.)

300g semoule de maïs
1 aubergine
1 courgette
1 poivron rouge
1 oignon
3 tomates
1 c. à c. herbes de Provence
ail, persil
100g comté

1) Cuire la polenta 20mn
2) Cuire à l'étouffée l'oignon émincé, le poivron, l'aubergine et la courgette coupés en petits dés, 10mn.
3) Ajouter ensuite les tomates concassées, l'ail, le persil, les aromates et mijoter encore 10mn.
4) Mettre la polenta cuite dans un plat à gratin, garnir le dessus avec les légumes et répartir de fines tranches de comté. Enfourner 5mn pour faire fondre le fromage.

Polenta aux épinards (6 pers.)

300g semoule de maïs
1kg épinards
2 gros oignons
1 tofu coupé en cubes
1 c. à c. muscade
50g parmesan

1) Cuire la polenta 20mn.
2) Cuire à la vapeur les oignons 5mn, ajouter les épinards 2mn.
3) Hacher le tout et mélanger à la polenta, ajouter le parmesan et les cubes de tofu.
4) Gratiner 10mn à four moyen.

> **MILLET :** *céréale très nutritive et reconstituante. Riche en phosphore, potassium, magnésium. Teneur élevée en vitamine A. Se cuit dans 2 fois son volume d'eau, 20 mn.*

Millet aux fenouils et azukis

(6 pers.)

300g millet
3 fenouils
1 oignon
2 tomates
1 c. à c. curcuma
1 c. à c. herbes de Provence
2 feuilles de laurier
ail, persil
150g azukis

1) Tremper les azukis la veille et les cuire à la vapeur 25mn.
2) Cuire les fenouils émincés à la vapeur 15mn.
3) A l'étouffée cuire l'oignon émincé, ajouter les tomates concassées, le curcuma, les herbes de Provence, le laurier et le millet. Couvrir d'eau, laisser cuire 20mn.
4) Mélanger millet, azukis, ajouter ail, persil, saler.
5) Présenter le millet entouré des fenouils arrosés d'huile d'olive et de tamari, parsemer de persil.

Millet à la basquaise *(6 pers.)*

300g millet
1 oignon
2 poivrons rouges
3 tomates
2 aubergines
6 olives noires
2 gousses d'ail
persil, basilic
6 saucisses de soja
1 cube végétal

1) Cuire à l'étouffée l'oignon, les poivrons, les aubergines coupés en dés, 10mn. Ajouter les tomates concassées, l'ail, le persil et basilic. Cuire 5mn et y ajouter le millet. Couvrir d'eau salée.
2) Mettre le tout dans un plat à gratin et enfourner 20mn à four moyen.
3) Tiédir à la vapeur les saucisses. Les servir avec le millet.

Millet aux lentilles *(6 pers.)*

300g millet
1 bol lentilles
1 oignon
3 courgettes
2 tomates
2 gousses d'ail
1 c. à c. 4 épices
persil

1) Tremper les lentilles la veille. Les cuire à la vapeur 10mn.
2) Cuire à l'étouffée les oignons, les courgettes. Ajouter les tomates, l'ail, les 4 épices. Laisser mijoter 10mn. Ajouter le millet aux lentilles et couvrir d'eau salée.
3) Mettre dans un plat à gratin et enfourner 20mn à four moyen. Parsemer de persil.

> **ORGE:** *céréale nutritive, minéralisante, énergétique, particulièrement digeste. Stimule le système nerveux, bénéfique pour les muqueuses intestinales. Très riche en vitamines B12. Se cuit dans trois fois son volume d'eau.*

Orge forestière
(6 pers.)

300g orge mondé
200g champignons
2 gros oignons, 3 courgettes
1 cube végétal
1 c. à c. origan
1 c. à c. sarriette

1) Tremper l'orge la veille.
2) Dans un litre d'eau + cube végétal, faire cuire l'orge 45mn.
3) Emincer les champignons, les oignons, les courgettes, les faire cuire à la vapeur, 15mn.
4) Mélanger l'orge et les légumes et parsemer d'origan et de sarriette.
Accompagner de poireaux cuits vapeur.

Orge estival *(6 pers.)*

300g orge mondé
3 tomates
1 concombre
1 poivron vert
1 oignon
10 olives noires
2 jus de citron
2 c. à s. amandes concassées
100g cubes de comté
feuilles de menthe
3 c. à s. huile d'olive
3 œufs durs

1) Tremper l'orge la veille.
2) Cuire l'orge 45mn et laisser refroidir.
3) Couper tous les légumes en petits dés, les ajouter à l'orge cuit, parsemer de menthe,

d'amandes concassées, ajouter les olives, le jus de citron, les cubes de comté, l'huile et laisser reposer 2h au réfrigérateur.
4) Décorer votre plat avec des quartiers œufs durs.

> **RIZ : *valeur nutritive exceptionnelle, contient tous les acides aminés. Riche en lysine et silicium. Se cuit dans 2 fois son volume d'eau.***

Crème d'orge au potimarron *(6 pers.)*

300g orge moulu fraîchement
500g potimarron
2 oignons
1 c. à c. carvi
2 c. à c. noisettes moulues
ail, persil
1 tofu

1) Cuire l'orge moulu dans 3/4 l de lait de soja, 15mn.
2) Cuire à l'étouffée 15mn les oignons et le potimarron émincés, l'ail, le persil, le carvi et ajouter 1 verre d'eau. Saler.
3) Mélanger à l'orge, ajouter les noisettes et les cubes de tofu.

Riz aux lentilles
(6 pers.)

300g riz complet
150g lentilles
2 oignons
1 poivron rouge
2 tomates
3 courgettes
2 clous de girofle
thym, laurier, ail, persil

1) Tremper les lentilles la veille. Les cuire à la vapeur 10mn.
2) Cuire à l'étouffée les oignons et le poivron, 10mn. Ajouter les tomates concassées, le riz, les lentilles, le thym, le laurier et les clous de

girofle. Couvrir d'eau salée. Porter à ébullition.
3) Mettre dans un plat allant au four.
Couvrir et enfourner 30mn.
4) Cuire à la vapeur les courgettes 10mn. Ajouter l'ail et le persil.

Paella aux légumes (6 pers.)

300g riz complet
1 courgette
150g haricots verts
1 poivron rouge
2 poireaux
2 carottes,
2 oignons
1 c. à c. curcuma
1 c. à c. curry
ail, persil
herbes de Provence
100g comté en cubes

1) Couper les légumes en petits tronçons, les mettre dans la poêle à paella avec 2 c. s. d'huile d'olive. Faire suer à couvert 10mn.
2) Ajouter le riz, le curcuma, le curry, l'ail, le persil, les herbes de Provence et les cubes de comté. Ajouter l'eau chaude salée, porter à ébullition, couvrir.
3) Enfourner 30mn, four à 160° (préchauffer le four préalablement).

Paella aux fruits de mer (6 pers.)

300g riz complet
6 langoustines
2 encornets
6 crevettes
300g lotte
250g petits pois
3 carottes
1 oignon
1 poivron rouge
2 fenouils
1 c. à c. curcuma
1 c. à c. herbes de Provence

1) Couper les légumes en tronçons et écosser les petits pois. Couper également en gros morceaux la lotte.
2) Mettre dans la poêle 2 c. à s. d'huile d'olive, ajouter les fruits de mer et le poisson, 10mn.
3) Ajouter les légumes, laisser suer encore 10mn.
4) Ajouter le riz, le curcuma, les herbes de Provence, l'eau salée, porter à ébullition, couvrir et enfourner 30mn.

Couronne de riz aux aubergines

(6 pers.)

300g riz complet
3 aubergines
2 oignons
1 c. à c. curry
thym, laurier, ail, persil
300g champignons
1 cube végétal
4 c. à s. huile d'olive
1 c. à c. tamari

1) Cuire le riz 30mn avec le cube végétal. Laisser gonfler 10mn.
2) Cuire à l'étouffée les oignons, 1 aubergine coupée en dés, 10mn. Ajouter le curry, le thym et le laurier.
3) Mélanger le riz et les légumes cuits, mettre dans un plat à savarin pour former la couronne, maintenir au chaud.
4) Cuire à la vapeur les 2 autres aubergines coupées en rondelles d'1cm d'épaisseur, 10mn. Maintenir au chaud.
5) Cuire les champignons émincés à la vapeur, 10mn. Ajouter l'ail, le persil et l'huile.
6) Présenter la couronne de riz, tout autour les rondelles d'aubergines arrosées d'huile d'olive, de tamari, d'ail et de persil. Au centre mettre les champignons persillés et huilés.

Risotto aux petits pois *(6 pers.)*

300g riz complet
500g petits pois
1 oignon
ail, persil
50g parmesan râpé
6 saucisses de soja
1 cube végétal

1) Cuire le riz 30mn avec cube végétal. Laisser gonfler 10mn.
2) Cuire les petits pois et l'oignon à la vapeur 15mn.
3) Mélanger le riz, les petits pois, l'ail, le persil et le parmesan râpé.
4) Tiédir à la vapeur les saucisses de soja et les présenter tout autour du riz.

Supply au riz *(6 pers.)*

300g riz complet
4 jaunes d'œufs
1 oignon
2 courgettes
50g comté râpé
ail, persil
basilic
1 cube végétal
2 c. à s. de farine bise.

1) Cuire le riz 30mn avec le cube végétal. Laisser gonfler.
2) Hacher l'oignon, les courgettes, l'ail, le persil et le basilic.
3) Mélanger au riz le haché, le comté râpé, les jaunes d'œufs et la farine.
4) Former des boules et enfourner 25mn.
Les servir sur feuille de laitue et légumes vapeur.

> **SARRASIN:** *céréale très digeste, énergétique, nutritive et reminéralisante. Riche en fluor, magnésium, phosphore.*

Pilaf de sarrasin aux lentilles (6 pers.)

300g sarrasin
150g lentilles
2 aubergines ou courgettes
1 poivron rouge
4 tomates, 2 oignons
3 c. à s. câpres
1 petit bouquet de menthe
ail, persil, ciboulette

1) Tremper les lentilles la veille et tremper le sarrasin 2h (eau froide).
2) Cuire à la vapeur 20mn les lentilles et le sarrasin.
3) Cuire à l'étouffée les oignons, les poivrons et les aubergines, 10mn. Ajouter les tomates concassées et l'ail, cuire encore 5mn.
4) Mélanger le sarrasin et les lentilles avec les légumes cuits. les câpres, la menthe ciselée, le persil, la ciboulette, saler et ne plus faire cuire.
Si vous désirez davantage de légumes, servir avec des tranches de chou cuit à la vapeur, arrosées d'huile d'olive et de tamari.

Sarrasin au chou vert (6 pers.)

300g sarrasin
1 chou vert
50g parmesan
1 c. à c. romarin moulu
1 tofu

1) Tremper le sarrasin 2h. Le cuire 20mn à la vapeur.
2) Cuire le chou émincé à la vapeur, 15mn.
3) Mettre dans un plat allant au four, une couche de chou, une couche de sarrasin, parsemer de parmesan entre les couches, de romarin et de tofu émietté.

Crêpes de sarrasin

(6 pers.)

100g sarrasin moulu
50g farine bise
1/2 l lait de soja
1 c. à s. huile d'olive
2 œufs entiers
1 tofu
ail, persil

1) Préparer la pâte à crêpes, laisser reposer 1h.
2) Emietter le tofu, arroser d'huile d'olive, d'ail, de persil et de sel.
3) Cuire les crêpes et les garnir de tofu.
Servir avec du chou vapeur ou de la ratatouille.

Légumes

*La cuisson à l'étouffée se fait sans huile;
ajouter 1/2 verre d'eau.*

Artichauts à la barigoule *(6 pers.)*

*1 artichaut par pers.
1 gros oignon
1 tomate
ail, persil, thym, laurier
2 c. à s. huile d'olive
1 c. à s. eau*

Faire fondre l'oignon coupé en lamelles, ajouter la tomate en quartiers, le thym, le laurier et les artichauts coupés en deux, couvrir d'eau chaude et laisser mijoter 30mn, ajouter au dernier moment l'ail et le persil.

Artichauts sauce yaourt *(6 pers.)*

*1 artichaut par pers.
1 yaourt de soja
1 citron
1 c. à c. paprika
2 c. à s. huile d'olive*

1) Cuire à la vapeur les artichauts 25mn, coupés en deux avant la cuisson.
2) Enlever le foin une fois cuits.
3) Préparer la sauce au yaourt: mélanger le yaourt, l'huile, le jus de citron, le paprika et le sel. En napper les artichauts.

Chou rouge aux pruneaux (6 pers.)

1/2 chou rouge
2 oignons
2 pommes golden
8 pruneaux
vinaigre de cidre
1 verre d'eau

1) Emincer le chou, cuire à la vapeur 10mn avec les pruneaux.
2) Dans votre sauteuse, mettre une couche d'oignons émincés, une couche de chou, une couche de pommes et quelques pruneaux, alterner ainsi plusieurs couches.
3) Mettre sur feu doux quelques minutes et ajouter 1 verre d'eau. Laisser cuire à petit feu 30mn. Saler au moment de servir. Ajouter un filet de vinaigre de cidre.

Choucroute (6 pers.)

400g choucroute crue
6 pommes de terre
2 oignons
1 c. à s. graines de genièvre
2 verres d'eau vinaigrée
    (vinaigre de cidre)
6 saucisses de soja

1) Passer les pommes de terre 10mn à la vapeur.
2) Dans une cocotte en fonte huilée, mettre les oignons émincés et la choucroute, les graines de genièvre.
3) Ajouter l'eau vinaigrée, les pommes de terre et cuire encore 15mn.
4) Servir avec les saucisses de soja.

Potée ardéchoise
(6 pers.)

1 petit chou vert
2 oignons
250g châtaignes décortiquées
herbes de Provence

1) Cuire à l'étouffée les oignons émincés.
2) Couper le chou en fines lamelles, le passer 10mn à la vapeur.
3) Ajouter le chou aux oignons ainsi que les châtaignes et les herbes de Provence. Mijoter 20mn en ayant ajouté 1 verre d'eau.

Clafoutis aux légumes
(6 pers.)

1 courgette
3 carottes
1/2 poivron rouge
1 poireau, 1 oignon
4 champignons
10 haricots verts
3 œufs
1 c. à s. crème de riz
50g comté râpé
1/2 l lait de soja
muscade
herbes de Provence

1) Emincer tous les légumes.
2) Préparer une pâte à crêpes légère avec les œufs battus, la crème de riz, le lait, le sel, les aromates et le fromage.
3) Mélanger les légumes et la pâte à crêpes.
4) Verser dans un plat à gratin et cuire 30mn (four à 160°).

Endives au gratin
(6 pers.)

6 endives
2 c. à s. farine
1/4 l lait de soja
1 c. à s. purée d'amandes
muscade
fromage râpé

1) Cuire les endives à la vapeur 20mn.
2) Faire une béchamel très légère au lait de soja en y ajoutant une c. à s. de purée d'amandes et une pincée de muscade.
3) Verser cette béchamel sur les endives, parsemer de fromage râpé et enfourner 15 à 20mn pour dorer.

Estouffade de pommes aux oignons blancs
(6 pers.)

6 pommes golden
6 oignons blancs frais
huile d'olive

1) Emincer les pommes et les oignons.
2) Dans une poêle mettre un filet d'huile d'olive et les oignons émincés, faire étuver 10mn, ensuite mettre les pommes, couvrir encore une dizaine de minutes.

Accompagne particulièrement bien le poisson, tofinelles ou tofu.

Fenouils au roquefort *(6 pers.)*

6 fenouils
100g roquefort
200g fromage blanc à 0%
paprika
chapelure

1) Couper les fenouils dans le sens de la longueur. Les cuire à la vapeur 20mn.
2) Battre le roquefort et le fromage blanc, en napper les fenouils que vous aurez mis dans un plat à gratin.
Parsemer de paprika et de chapelure.
3) Faire gratiner 20mn.

Flan de courgettes *(6 pers.)*

3 courgettes
1 gros oignon
3 œufs
1/2 l lait de soja
1 c. à c. graines de carvi
muscade
comté râpé ou levure alimentaire

1) Couper en rondelles fines les courgettes et émincer l'oignon; les mettre dans un plat à gratin.
2) Battre les œufs avec le lait, ajouter le carvi, la muscade, le sel, le fromage et en napper les courgettes.
3) Enfourner 30mn à four moyen.
Ne pas peler les courgettes si elles sont biologiques.

Frites diététiques

(6 pers.)

2 kg pommes de terre
3 c. à s. huile d'olive
herbes de Provence

1) Couper en frites les pommes de terre, les cuire 10mn à la vapeur.
2) Les étaler sur une plaque à four huilée, parsemer d'herbes et d'un filet d'huile.
3) Cuire 20 à 25mn, four à 160°. Elles sont excellentes et très digestes.

Gratin d'aubergines à l'espagnole

(6 pers.)

3 aubergines
3 ou 4 tomates bien mûres
80g comté
herbes de Provence

1) Couper en rondelles les aubergines et les tomates.
2) Alterner une couche de tomates, une couche d'aubergines, du comté râpé, terminer par une couche de tomates, parsemer de râpé et d'herbes de Provence.
3) Enfourner à four moyen durant 30mn.
Accompagne particulièrement bien la polenta ou les escalopes végétales.

Gratin aux blettes

(6 pers.)

1 kg blettes
2 oignons
80g comté
ail, persil, thym
1 tasse crème de riz
1/2 l lait de soja
muscade

1) Cuire les blettes et les oignons à la vapeur.
2) Les hacher finement (on peut laisser les côtes en morceaux également).

3) Faire séparément une béchamel au lait de soja et à la crème de riz, assaisonnée de muscade, de thym, d'ail et de persil.
4) Verser sur les blettes et gratiner au four durant 10mn.

Gratin aux courgettes (6 pers.)

4 courgettes
1 bol de riz cuit
1 gros oignon
muscade
fromage râpé ou levure alimentaire

1) Cuire à l'étouffée les courgettes en dés et l'oignon émincé 15mn.
2) Mélanger avec le riz cuit, la muscade et le râpé.
3) Faire gratiner 10mn.

Gratin aux épinards (6 pers.)

1kg épinards
2 gousses d'ail
2 c. à s. crème de millet
1/2 l lait de soja
1 c. à s. purée de sésame
muscade
fromage râpé (facultatif)

1) Cuire les épinards 2mn à la vapeur, les hacher.
2) Cuire la crème de millet avec le lait durant 15mn, ajouter la muscade, la purée de sésame et le râpé.
3) Mélanger aux épinards et gratiner 10mn, four à 160°.

Gratin parmentier
(6 pers.)

1kg pommes de terre
200g champignons
1 gros oignon, 2 courgettes
1/4 l lait de soja
2 c. à s. purée de sésame
ail, persil
herbes de Provence
2 c. à s. levure alimentaire

1) Cuire les pommes de terre coupées en morceaux 15mn à la vapeur.
2) Les mettre en purée, ajouter le lait, la purée d'amandes, la levure et le sel.
3) Cuire à l'étouffée les champignons, les oignons, les courgettes, l'ail, les herbes et le persil. Mixer le tout, saler.
4) Dans un plat à gratin, alterner une couche de purée et une couche de champignons, parsemer de levure alimentaire. Faire gratiner 10mn, four à 160°.

Gratin de potiron ou potimarron
(6 pers.)

1kg potiron ou potimarron
2 oignons
1 tasse crème de riz
1 c. à c. muscade
50g comté râpé

1) Couper en morceaux le potiron, émincer les oignons, les cuire 20mn à la vapeur. Hacher le tout.
2) Cuire la crème de riz à l'eau ou au lait de soja.
3) Mélanger le tout et faire gratiner 10mn.

Gratin de pommes boulangères
(6 pers.)

1kg pommes de terre
3 œufs
1/2 l lait de soja
50g de fromage râpé
muscade

1) Couper en lamelles fines les pommes de terre.

2) Battre les œufs avec le lait, le fromage et la muscade.
3) Alterner une couche de pommes de terre et la préparation aux œufs, dans un plat à gratin.
4) Faire cuire 30mn, four à 160°.

Gratin dauphinois

(6 pers.)
1kg pommes de terre
1/2 l lait de soja
50g râpé
2 gousses d'ail

1) Couper en lamelles fines les pommes de terre.
2) Frotter d'ail le plat à gratin. Entre chaque couche de pommes de terre, parsemer le fromage râpé, l'ail écrasé. Couvrir avec le lait.
3) Cuire 30mn au four.

Pissaladière *(6 pers.)*

Pour la pâte:
200g farine bise
4 c. à s. huile d'olive
1/2 verre d'eau salée

Garniture:
1kg oignons
2 c. à c. crème d'anchois
10 olives noires

1) Préparer la pâte et l'étaler dans un plat à tarte. La faire cuire 10mn à four moyen.
2) Ensuite cuire à l'étouffée les oignons émincés, ajouter la crème d'anchois.
3) Verser cela sur la pâte, parsemer d'olives. Enfourner 15mn.

Purée de pommes et brocolis (6 pers.)

5 pommes golden
750g brocolis
1/2 verre lait de soja
2 c. à s. huile d'olive

1) Cuire à la vapeur les pommes émincées et les brocolis, durant 15mn.
2) Les passer au mixeur avec le lait et l'huile pour obtenir une purée légère.
Accompagne très bien le poisson.

Pizza aux champignons (6 pers.)

Même pâte que ci-dessus

Garniture:
200g champignons
4 tomates
marjolaine
10 olives noires, ail, persil
50g de fromage râpé

1) Etaler la pâte, la cuire 10mn.
2) Garnir avec les champignons émincés et les tomates concassées, parsemer de marjolaine, d'ail, de persil, saler, ajouter le râpé et les olives.
3) Enfourner 25mn à four moyen.

Pommes de terre au basilic (6 pers.)

1kg pommes de terre
1 tasse basilic haché
1/2 l eau salée
50g râpé
2 gousses d'ail

1) Couper les pommes de terre comme pour un dauphinois.
2) Le mélange d'eau, de basilic, d'ail écrasé et de sel sera réparti entre les couches de pommes de terre, avec le râpé.
3) Cuire 30mn, four à 160°.

Quenelles aux épinards (6 pers.)

*400g pommes de terre
100g farine bise
1kg épinards
muscade, 50g râpé
herbes de Provence*

1) Cuire les épinards 2mn à la vapeur et les hacher.
2) Faire cuire les pommes de terre en morceaux (à la vapeur) 20mn, les mettre en purée, ajouter la farine et les épinards, bien amalgamer et former des quenelles. Si toutefois elles restaient collantes, ajouter encore un peu de farine.
3) Dans de l'eau bouillante, plonger vos quenelles et lorsqu'elles remontent à la surface, elles sont cuites.
4) Les mettre dans le plat de service, parsemer de fromage râpé et les enfourner quelques minutes pour faire fondre le fromage, ou garnir de sauce tomate.

Ragoût de légumes (6 pers.)

*500g pommes de terre
2 oignons
3 poireaux
10 olives noires
1 courgette, 1 navet
2 carottes
2 tomates
2 feuilles de laurier
1 cube végétal
herbes de Provence*

1) Passer les pommes de terre 10mn à la vapeur.
2) Faire fondre l'oignon émincé dans une cocotte en fonte, ajouter tous les légumes en tronçons, couvrir à demi d'eau et faire cuire tout doucement 15mn, avec le laurier et le cube végétal.
3) Avant la fin de la cuisson, ajouter les olives noires, les herbes de Provence et mijoter encore 5mn.

Ragoût printanier (6 pers.)

500g pommes de terre nouvelles (petites)
500g petits pois frais
200g carottes nouvelles
1 feuille de laurier, thym
200g petits oignons blancs
4 petits artichauts

1) Cuire les petits pois et les pommes de terre 10mn à la vapeur.
2) Dans une cocotte en fonte, cuire à l'étouffée les oignons.
3) Ajouter les pommes de terre, les petits pois, les carottes, les artichauts, le thym, le laurier, verser un verre d'eau et laisser cuire à petit feu durant 30mn.

Ratatouille niçoise (6 pers.)

1 aubergine
2 courgettes
1 poivron vert, 1 rouge
2 oignons
4 tomates bien mûres
ail, persil, basilic

Cette ratatouille peut se faire à la vapeur (12mn) ou bien à l'étouffée (15mn).
Couper tous les légumes en morceaux et n'ajouter l'ail, le persil et le basilic qu'à la fin de la cuisson. Arroser d'huile d'olive et de tamari.

Poissons

Bouillabaisse de morue *(6 pers.)*

1 morue
12 pommes de terre
2 gros oignons, 2 tomates
fenouil, thym, laurier, safran
6 biscottes, 1 œuf
huile d'olive pour mayonnaise

1) Faire dessaler la morue la veille, changer 3 fois l'eau.
2) Dans une marmite, genre faitout, mettre l'oignon coupé en lamelles, les pommes de terre coupées en tronçons de 1cm environ dans le sens de la longueur, les tomates coupées en morceaux et arroser le tout de 2 c. à s. d'huile d'olive. Placer les morceaux de morue sur les pommes de terre, ajouter 3 bâtonnets de fenouils, le thym, le laurier, le safran et couvrir d'eau.
3) Laisser cuire à partir du bout, 20mn.
4) Servir avec une mayonnaise à l'ail et un soupçon de piment de cayenne. Tartiner des biscottes avec la mayonnaise que vous placerez autour de votre plat avec les pommes de terre et la morue.

Bourride marseillaise *(6 pers.)*

6 tranches de lotte
6 tranches de congre
6 langoustines
1kg moules d'Espagne
1 gros oignon
10 pommes de terre
2 tomates
fenouil, thym, laurier, safran

1) Faire ouvrir les moules après les avoir bien lavées, conserver l'eau de celles-ci, filtrer.
2) Mettre dans votre faitout, les oignons coupés en lamelles, les pommes de terre coupées en tronçons de 1cm environ, les tomates coupées en morceaux et placer au-dessus les tranches de lotte et de congre, les langoustines, les moules et leur eau, les aromates et couvrir d'eau.
3) Laisser cuire à partir du bout, 20mn environ.
4) Servir avec une mayonnaise à l'ail et une pointe de piment de cayenne. Tartiner des biscottes avec la mayonnaise que vous placerez autour de votre plat de service avec les pommes de terre et les poissons.
Conserver quelques coquilles pour la décoration.

Brandade de morue (6 pers.)

1 morue moyenne
10 pommes de terre
2 gousses d'ail
1 verre d'huile d'olive, persil
Court-bouillon:
2 l d'eau
1 oignon piqué d'un clou de girofle
1 carotte
1 gousse d'ail
fenouil, thym, laurier

1) Dessaler la morue la veille.
2) Pocher les morceaux de morue dans le court-bouillon 10mn. Les émietter.
3) Cuire les pommes de terre coupées dans le sens de la longueur (1/2 cm d'épaisseur) 15mn à la vapeur.
4) Mixer la morue avec quelques pommes de terre, ajouter l'ail écrasé et l'huile. Servir avec les pommes de terre persillées et des croûtons à l'ail.

Brochettes de poissons (6 pers.)

500g lotte
2 tomates
2 poivrons verts
2 oignons
2 courgettes
6 crevettes roses
6 champignons
herbes de Provence
huile d'olive

1) Couper en gros dés le poisson et les légumes.
2) Embrocher les légumes et le poisson en intercalant, ajouter une crevette et un champignon au sommet de la brochette.
3) Rouler vos brochettes dans l'huile et les herbes, saler.
4) Cuire à la vapeur 7mn ou au four 15mn.
Accompagner sur un lit de riz au curry.

Quenelles de poisson (4 pers.)

400g poisson
200g pommes de terre
100g farine
aneth, fenouil, sel

Pour la béchamel:
3 c. à s. farine blanche
1/4 l lait de soja
muscade, fromage râpé

1) Cuire le poisson à la vapeur 7mn et les pommes de terre coupées en morceaux 20mn.
2) Ecraser le tout en purée, ajouter la farine, le sel et l'aneth.
3) Former des quenelles et cuire dans l'eau bouillante parfumée au fenouil. Dés qu'elles remontent à la surface, elles sont cuites. Servir sur un lit d'épinards cuits 2mn à la vapeur et recouvrir d'une légère béchamel.

Soufflé au poisson (4 pers.)

400g poisson
100g crème de riz
1/2 l lait de soja
3 œufs, aneth

1) Cuire le poisson 7mn à la vapeur.
2) Cuire la crème de riz avec le lait de soja. Laisser refroidir. Saler.
3) Ajouter les jaunes d'œufs, l'aneth et en dernier les blancs battus en neige.
4) Huiler un moule à soufflé et enfourner 30mn, four à 150°. Servir aussitôt. Accompagner de fenouils vapeur.

Saumon ou truite de mer au fenouil
(8 pers.)

1 truite de mer
bâtonnets de fenouil
1 citron

1) Cuire la truite au four doux 25mn. Remplir auparavant son ventre de fenouil.
2) Au moment de servir, ôter la peau du dessus et décorer avec des rondelles de citron.

Filets de truite aux amandes

1 filet par personne
1 citron, 50g amandes effilées
huile d'olive, tamari

1) Cuire les filets 5mn à la vapeur.
2) Les déposer dans le plat de service, les arroser d'huile, de tamari et de citron.
3) Griller les amandes et en recouvrir les filets de truite. Servir avec des pommes de terre en papillotes ou du riz aux légumes.

Daurade aux tomates

1 daurade pour 2 pers.
2 tomates
1 oignon
herbes de Provence
citron, persil

1) Bien écailler et vider le poisson.
2) Le mettre sur un lit de rondelles de tomates, d'oignons émincés, d'herbes de Provence et de sel, dans un plat allant au four. Cuire 25mn.
3) Au sortir du four, arroser de jus de citron.
Servir avec des pommes de terre et des fenouils vapeur persillés.

Filets de sole à la normande

1 filet par pers.
8 crevettes roses
2 c. à s. farine ou maïzena
1 citron

Pour le fumet de poisson:
1 tête de poisson
1 grondin
2 langoustines
1 oignon, 1 carotte
1 bouquet garni

1) Préparer le fumet de poisson avec 1l d'eau, la tête de poisson, le grondin, les langoustines, l'oignon, la carotte, le bouquet garni et faire cuire 20mn. Filtrer.
2) Lier ce fumet avec la farine ou la maïzena. Cuire 10mn, ajouter le jus de citron.
3) Cuire à la vapeur les filets de sole, 4mn, préalablement mis en rouleaux.
4) Les présenter sur le plat de service, nappez-les du fumet et décorer avec les crevettes et de petits feuilletés.

Potages

Tous nos potages sont cuits à la vapeur, pour éviter les flatulences.

Minestrone (6 pers.)

2 carottes
2 poireaux
1 navet
1 côte de céleri
1 courgette
3 poignées de coquillettes
1 oignon, 2 gousses d'ail
200g haricots verts
basilic

1) Couper en menus morceaux tous les légumes et les cuire à la vapeur 20mn.
2) D'autre part chauffer 2 l d'eau dans laquelle vous ajouterez vos légumes cuits.
3) Cuire à part les coquillettes que vous ajouterez à la fin.
4) Parsemer de basilic ou de persil, saler.

Potage aux lentilles (6 pers.)

1 bol de lentilles
4 pommes de terre
2 oignons
laurier
1 c. à s. huile d'olive

1) Tremper les lentilles la veille.
2) Couper en morceaux les pommes de terre, les oignons et les mettre à la vapeur, avec les lentilles 20mn.
3) Faire bouillir 2 l d'eau parfumée de laurier durant 5mn, incorporer les légumes et mixer. Ajouter l'huile d'olive.

Potage à l'orge
(6 pers.)

1 bol d'orge
2 poireaux
2 carottes
1 morceau de chou vert
1 navet
1 branche de céleri

1) Tremper l'orge la veille.
2) Faire cuire l'orge dans 2 l d'eau durant 45mn.
3) Cuire à la vapeur tous les légumes émincés, 15mn.
4) Mélanger l'orge et les légumes, saler. Ne pas mixer.

Potage au sarrasin *(4 pers.)*

1 bol de sarrasin
3 poireaux
3 carottes
2 oignons
laurier
1 c. à s. huile d'olive

1) Tremper le sarrasin 2h.
2) Couper les légumes en morceaux, les faire cuire avec le sarrasin 20mn à la vapeur.
3) Chauffer 2 l d'eau parfumée au laurier, incorporer le tout, mixer et saler. Ajouter l'huile d'olive.

Potage Saint-Germain *(4 pers.)*

1 bol de pois cassés
1 carotte
1 oignon piqué d'un clou de girofle
laurier
1 branche de céleri
1 gousse d'ail, sarriette
4 tiges d'algues (kombu)
1 c. à c. purée de sésame
4 pommes de terre
croûtons aillés

1) Tremper les pois cassés la veille, les cuire à la vapeur avec tous les légumes coupés, durant 20mn.

2) Mettre dans 2 l d'eau chaude avec la sarriette et les algues, mixer.
3) Ajouter la purée de sésame et servir avec des croûtons frottés d'ail.

Soupe auvergnate

(6 pers.)

1 petit chou vert
4 pommes de terre
1 branche de céleri
2 oignons
1 feuille de laurier
1 c. à s. huile d'olive
tranches de pain grillées

1) Emincer tous les légumes.
2) Les cuire à la vapeur 15mn.
3) Dans 2 l d'eau parfumée au laurier, ajouter tous les légumes, les mixer.
4) Servir ce bouillon avec des tranches de pain grillées, ajouter l'huile d'olive.

Soupe au pistou

(6 pers.)

2 poireaux
2 carottes
1 navet
1 courgette
2 pommes de terre
1 branche de céleri
1 oignon
1 verre de coquillettes
250g haricots verts
250g haricots à égrener

Pour le pistou:
2 tomates
basilic
2 gousses d'ail
2 c. à s. huile d'olive
fromage râpé

1) Les haricots à égrener et les pommes de terre seront passés à la vapeur 10mn.
2) Couper en julienne tous les légumes, les faire cuire dans 2 l d'eau chaude, et 10mn avant la fin de la cuisson, ajouter les coquillettes.

3) D'autre part, faire le pistou: 2 belles tomates bien mûres, pelées et épépinées, ajouter un petit bouquet de basilic, l'ail, l'huile d'olive et le fromage râpé, bien mixer le tout. Ajouter votre pistou à votre soupe, hors du feu. Bien laisser macérer avant de servir.

Soupe aux pois chiches *(6 pers.)*

1 bol pois chiches
4 pommes de terre
1 poireau, 1 carotte
céleri, oignon, laurier
2 gousses d'ail, huile d'olive

1) Tremper les pois chiches la veille. Les cuire avec les autres légumes 20mn à la vapeur.
2) Mettre le tout dans 2 l d'eau chaude parfumée au laurier et mixer.
3) Ajouter l'ail écrasé et l'huile d'olive.

Velouté aux orties
(6 pers.)

1 saladier d'orties
5 pommes de terre
laurier
2 oignons
1 c. à s. huile d'olive
ail, croûtons

1) Les pommes de terre seront passées à la vapeur 10mn.
2) Faire étuver les oignons émincés, y ajouter les orties (feuilles seulement), les pommes de terre, le laurier et 2 l d'eau. Cuire 10mn.
3) Bien mixer le tout et ajouter l'huile d'olive. Servir avec des croûtons à l'ail.
Même recette pour le velouté aux blettes, au céleri, au cresson et aux champignons.
Encore meilleur si l'on peut ajouter 1 c. à s. de crème fraîche.

Velouté aux oignons *(6 pers.)*

4 gros oignons
laurier
2 clous de girofle
4 tranches de pain grillé
fromage râpé

1) Faire étuver les oignons émincés, ajouter 2 l d'eau, le laurier, les clous de girofle et faire cuire 15mn.
2) Dans un plat à gratin, étaler les tranches de pain grillé, parsemer de fromage râpé et verser le bouillon d'oignons.
3) Faire gratiner à four chaud 20mn.

Velouté de potiron ou potimarron

4 tranches de potiron ou potimarron
5 pommes de terre
2 oignons
laurier, thym
1 c. à s. huile d'olive

1) Cuire à la vapeur le potiron ou potimarron, les pommes de terre et les oignons, 20mn.
2) Dans 2 l d'eau chaude parfumée au laurier et au thym, mixer le tout. Ajouter l'huile d'olive. (Le potimarron se cuit avec sa peau).

Les personnes ne supportant pas les pommes de terre dans leur potage, peuvent les remplacer par des céréales moulues fraîchement, elles seront ajoutées au dernier moment, sans les cuire. Les laisser gonfler.

Desserts

Cake aux pruneaux et raisins

(6 pers.)

100g farine pâtisserie bio
1/2 verre d'huile de sésame
200g pruneaux
100g raisins secs
4 œufs
125g amandes pilées
1/2 sachet de levure
3 c. à s. miel

1) Dans une terrine, travailler l'huile et le miel, ajouter un à un les œufs, bien mélanger. Ajouter la levure, les raisins (préalablement gonflés), les amandes pilées, terminer par la farine et les pruneaux.
2) Mettre dans un moule à cake et enfourner 30 à 40mn à four moyen.

Clafoutis aux cerises *(6 pers.)*

3 œufs
100g farine bio
1/2 l lait de soja
4 c. à s. sucre complet
1kg cerises

1) Faire une pâte à crêpes assez épaisse avec les œufs, la farine, le lait et le sucre, y ajouter les cerises dénoyautées.
2) Enfourner dans un plat pas très haut, durant 35mn.
(Même recette avec pommes, poires, bananes, etc.)

Couscous aux raisins (6 pers.)

300g de couscous
1/2 bol de raisins secs
1 verre de sucre complet
50g beurre

1) Bien mouiller les grains de couscous, les faire cuire à la vapeur 15mn avec les raisins secs.
2) Les mettre ensuite dans le plat de service en y ajoutant le sucre et quelques brins de beurre.

Crème d'orge aux raisins (6 pers.)

200g farine d'orge (grains fraîchement moulus)
1/2 l de lait de soja
1 verre de raisins secs
parfum vanille

1) Faire cuire dans le lait la farine d'orge avec les raisins secs et un bâton de vanille. On peut ajouter un peu de sucre complet (au goût de chacun).
2) Mettre en coupe et servir tiède ou froid.

Crêpes à la crème de figues

Pâte à crêpes:
2 œufs
1 bol de farine (100g)
lait de soja
parfum au choix

1) Crème de figues: faire tremper vos figues sèches dans un bol d'eau la veille, lorsqu'elles sont bien gonflées, retirer le pédoncule et les mixer pour obtenir une crème.
2) Faites vos crêpes et les farcir de crème de figues, les rouler ou les plier en deux.

Délices aux fruits
(8 à 10 pers.)

1/2 l jus de pommes bio
1 c. à s. agar-agar en
    poudre
4 pêches
2 poires
1 banane
1 pomme

1) Chauffer le jus de pommes, ajouter l'agar-agar et tous les fruits coupés en morceaux, cuire 5mn.
2) Mettre dans un plat à cake ou autre et laisser refroidir jusqu'à ce qu'il soit bien gélifié. (Peut se faire avec de l'ananas mixé. Egalement avec des framboises, mais avec du jus de raisins)

Flan à l'ananas
(6 pers.)

1 ananas bien mûr
4 œufs
3 c. à s. sucre complet
2 c. à s. noix de coco râpée

1) Mixer les œufs entiers avec l'ananas, le sucre et la noix de coco.
2) Mettre au bain-marie au four durant 30 à 40mn. Peut se cuire également à la vapeur durant 20mn.

Galette aux céréales (6 pers.)

1 bol de céréale moulue fraîchement (orge, millet ou riz)
2 œufs
1 verre de lait
1 banane
2 pommes ou poires
1 poignée de raisins secs
1 tasse noisettes moulues
2 c. à s. miel
1 zeste de citron

1) Mouiller les céréales moulues et faire un pâton.
2) Battre les œufs, ajouter le lait et les céréales moulues.
3) Ecraser la banane, hacher les pommes ou les poires et les ajouter à la céréale ainsi que les raisins secs, les noisettes moulues, le miel et le zeste.
4) Bien mélanger le tout, mettre dans un plat à tarte, enfourner à four moyen 30mn.

Gâteau au yaourt (6 pers.)

1 yaourt
2 pots de farine (pot de yaourt)
2 pots de fécule ou maïzena
2 pots de sucre complet
1 pot d'huile de sésame ou d'olive
3 œufs
1 sachet de levure
2 pommes
1 zeste de citron ou d'orange

1) Dans une terrine, mettre le yaourt, ajouter la farine, la fécule, le sucre et l'huile, bien travailler le tout puis incorporer les œufs, la levure et le zeste.
2) Peler les pommes, les épépiner, les couper en gros cubes et les ajouter à la pâte.
3) Verser dans un moule et faire cuire 30mn à four moyen.

Gâteau de millet
(6 pers.)

1 bol de millet cuit
3 œufs
1 verre de raisins secs
1 zeste de citron râpé
2 c. à s. amandes pilées
2 c. à s. miel

1) Travailler les jaunes d'œufs avec le millet cuit, y ajouter les raisins (préalablement trempés), le zeste de citron, les amandes et le miel. Bien mélanger le tout.
2) Battre les blancs en neige et les incorporer délicatement à la préparation.
3) Enfourner 35mn à four moyen.

Gâteau mousseline aux pignons
(6 pers.)

4 œufs
2 verres farine bio
3 c. à s. sucre complet ou miel
1 zeste d'orange ou de citron
1 sachet de levure
1 petit verre de pignons

1) Travailler les jaunes d'œufs avec le sucre, ou le miel, battre un bon moment, ajouter la levure, le zeste et quelques pignons.
2) Battre les blancs en neige que vous incorporez délicatement à la préparation première.
3) Mettre dans un moule préalablement huilé, et enfourner à four moyen 35mn. Parsemer le gâteau de pignons avant de le mettre au four.

Gâteau de polenta à la brousse

(6 pers.)

250g semoule de maïs cuite à l'eau
400g brousse
1 zeste de citron
3 œufs
150g raisins secs
50g pignons
3 c. à s. sucre complet

1) Travailler la brousse avec l'écorce râpée du citron et le sucre.
2) Mélanger la semoule avec les œufs battus, les incorporer à la brousse en ajoutant les raisins secs (préalablement trempés).
3) Verser dans un moule, parsemer avec les pignons et enfourner 40mn à four moyen.

Génoise aux fruits

Même préparation que le gâteau mousseline, mais vous ajoutez dans votre moule (prévoir un moule plus large) des fruits entiers tels que pommes ou poires. Cela fait un très joli gâteau.

Savarin aux pruneaux *(6 pers.)*

4 œufs
2 verres farine bio
1 verre d'huile de sésame
1 zeste de citron
1 zeste d'orange
4 c. à s. sucre complet ou miel
1 sachet de levure
10 pruneaux

1) Travailler les œufs entiers avec le sucre, l'huile, les zestes et la levure, bien mélanger, ajouter ensuite la farine. Incorporer les pruneaux dénoyautés.

2) Mettre dans un moule à savarin et cuire 35mn à four moyen. Décorer avec des pruneaux préalablement trempés.

Tarte aux pêches

(6 pers.)

Dessert sans sucre.

Pâte brisée:
*200g farine bio
4 c. à s. huile d'olive
1/2 verre de jus de pommes*

Garniture:
*10 à 12 pêches
1/2 verre de jus de pommes
1 c. à c. agar-agar*

1) Préparer la pâte avec la farine, l'huile et le 1/2 verre de jus de pommes.
2) Cuire la pâte 15mn à four moyen.
3) Mixer 6 pêches avec 1/2 verre de jus de pommes et l'agar-agar.
4) Verser cette mousse de pêches sur votre pâte.
5) Garnir le dessus avec les 6 pêches restantes coupées en tranches.
6) Cuire à four moyen encore 25mn.

Peut se faire avec des poires ou des pommes.

Biscuits secs

Craquelins à la noix de coco

*1 bol d'orge moule
1 verre noix de coco râpée
1/2 verre huile de sésame
1 verre de jus de pommes*

1) Travailler l'orge moulu avec l'huile.
2) Ajouter le jus de pommes, la noix de coco, bien mélanger.
3) Faire de petites galettes et cuire 25mn à four moyen.
Peut se faire avec du riz moule ou de la semoule de maïs.

Craquelins aux noisettes

*1 bol de millet moulu
1 verre de noisettes moulues
1/2 verre d'huile d'olive
1 verre de jus de pommes
1 zeste de citron*

1) Travailler le millet moulu avec l'huile.
2) Ajouter le jus de pommes, les noisettes, bien malaxer.
3) Former de petites galettes et cuire 25mn à four moyen.

Fourrés aux abricots

*10 abricots secs
200g farine
4 c. à s. huile d'olive
1 c. à s. sucre complet
1 jaune d'œuf*

1) La veille faire tremper les abricots.
2) Préparer la pâte avec la farine et l'huile, bien sabler.
3) Ajouter 1/4 de verre de jus de trempage, verser tout doucement, bien travailler la pâte, elle doit être très souple.

4) L'étendre au rouleau à pâtisserie et la couper en petits rectangles.
5) Fourrer chaque rectangle de 1/2 abricot, mouiller le bord et repliez-le.
6) Badigeonner avec un pinceau le dessus avec le jaune d'œuf.
7) Cuire 25mn à four moyen.

Rochers aux amandes

2 bancs d'œufs
1 verre d'amandes pilées
1/2 verre de sucre complet
1 zeste d'orange

1) Battre les blancs en neige, bien fermes.
2) Incorporer les amandes pilées, le sucre et le zeste.
3) Avec une cuillère à café, former des petits rochers que vous mettrez sur une plaque à four.
4) Cuire 15mn à four moyen.

Rochers au sésame

1 verre de graines de sésame
1 bol de miel
1 zeste de citron
1 verre de noisettes pilées
(réserver 2 c. à s. de graines de sésame grillées)

1) Faire griller les graines de sésame.
2) Les mélanger au miel, aux noisettes et au zeste de citron. Chauffer 5mn.
3) Former de petites boules avec 1 c. à c., les rouler dans les graines de sésame que vous aurez gardées.
4) Les mettre sur une plaque et laisser refroidir.
(Peut se présenter comme des bâtonnets de nougat.)

Petits fours aux dattes

200g dattes
200g amandes moulues
2 verres jus de pommes
200g riz moulu
1 zeste d'orange

1) Mixer les dattes avec le jus de pommes (1 verre).
2) Mélanger le riz moulu avec le 2e verre de jus de pommes.
3) Ajouter le mélange de dattes, les amandes et le zeste.
4) Bien travailler le tout.
5) Former les petits fours et cuire 25mn à four moyen. Décorer avec de petits morceaux de dattes.

Petits fours aux raisins

200g raisins secs
200g noisettes moulues
2 verres de jus de raisin
200g millet moulu
1 zeste de citron
1 c. à c. cannelle

1) Faire tremper les raisins dans le jus, les mixer avec 1 verre de jus.
2) Mélanger le millet moulu avec le reste de jus de raisin.
3) Ajouter le mélange mixé, les noisettes, le zeste et la cannelle.
4) Bien malaxer le tout.
5) Former les petits fours et cuire 25mn. Décorer avec un raisin sec sur chacun.

La Méthode Kousmine
Alimentation saine - Apport de vitamines et minéraux Hygiène intestinale - Implications

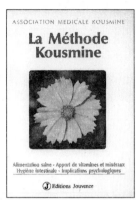

ASSOCIATION MEDICALE KOUSMINE
216 pages
95 FF / 28 FS
ISBN 2-88353-001-7

Ce livre s'adresse à tous : aux médecins, aux malades, aux bien-portants. Pas à pas, il présente touts les aspects de la **Méthode Kousmine** : retour à une alimentation saine, complémentarité avec les vitamines et les minéraux, lutte contre l'excès d'acidification de l'organisme, "cure de vaccins", implications psychologiques.

La Méthode Kousmine : un **véritable guide de santé** qui permettra à chacun de mettre en pratique les conseils du docteur Kousmine et de se préserver des maladies en adoptant une **alimentation** et une **hygiène de vie conformes à la nature**.

Achevé d'imprimer par DUMAS Imprimeur
103, rue Paul-de-Vivie – 42100 Saint-Étienne
Dépôt légal : juillet 2000   N° d'imprimeur : 35917A

Imprimé en France